Bioquímica Oral

Nota: A odontologia é uma ciência em constante evolução. À medida que novas pesquisas e a própria experiência clínica ampliam o nosso conhecimento, são necessárias modificações na terapêutica, onde também se insere o uso de medicamentos. Os autores desta obra consultaram as fontes consideradas confiáveis, num esforço para oferecer informações completas e, geralmente, de acordo com os padrões aceitos à época da publicação. Entretanto, tendo em vista a possibilidade de falha humana ou de alterações nas ciências médicas, os leitores devem confirmar estas informações com outras fontes. Por exemplo, e em particular, os leitores são aconselhados a conferir a bula completa de qualquer medicamento que pretendam administrar, para se certificar de que a informação contida neste livro está correta e de que não houve alteração na dose recomendada nem nas precauções e contraindicações para o seu uso. Essa recomendação é particularmente importante em relação a medicamentos introduzidos recentemente no mercado farmacêutico ou raramente utilizados.

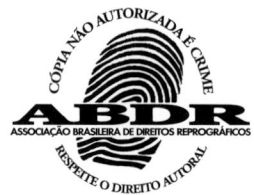

B615 Bioquímica oral / Organizadores, Léo Kriger, Samuel Jorge Moysés, Simone Tetu Moysés ; coordenadora, Maria Celeste Morita ; autores, Jaime A. Cury, Livia Maria Andaló Tenuta, Cínthia P. M. Tabchoury. – São Paulo : Artes Médicas, 2017.
152 p. : il. color. ; 28 cm. – (ABENO : Odontologia Essencial : parte básica)

ISBN 978-85-367-0266-7

1. Odontologia. 2. Bioquímica. I. Kriger, Léo. II. Moysés, Samuel Jorge. III. Moysés, Simone Tetu. IV. Morita, Maria Celeste. V. Cury, Jaime A. VI. Tenuta, Livia Maria Andaló. VII. Tabchoury, Cínthia P. M.

CDU 616.314

Catalogação na publicação: Poliana Sanchez de Araujo – CRB 10/2094

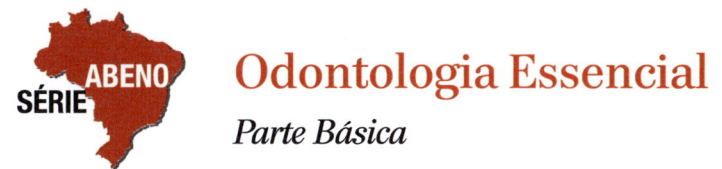

Odontologia Essencial
Parte Básica

organizadores da série
Léo Kriger
Samuel Jorge Moysés
Simone Tetu Moysés

coordenadora da série
Maria Celeste Morita

Bioquímica Oral

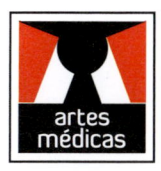

Jaime A. Cury
Livia Maria Andaló Tenuta
Cínthia P. M. Tabchoury

© Editora Artes Médicas Ltda., 2017

Gerente editorial: *Letícia Bispo de Lima*

Colaboraram nesta edição:
Editora: *Mirian Raquel Fachinetto*
Capa e projeto gráfico: *Paola Manica*
Ilustrações: *Gilnei da Costa Cunha*
Processamento pedagógico e preparação de originais: *Madi Pacheco*
Leitura final: *Juliana Cunha da Rocha Pompermaier*
Editoração: *Studio P*

Reservados todos os direitos de publicação à
EDITORA ARTES MÉDICAS LTDA., uma empresa do GRUPO A EDUCAÇÃO S.A.

Editora Artes Médicas Ltda.
Rua Dr. Cesário Mota Jr., 63 – Vila Buarque
CEP 01221-020 – São Paulo – SP
Tel.: (11) 3221-9033 – Fax: (11) 3223-6635

Unidade Porto Alegre
Av. Jerônimo de Ornelas, 670 – Santana
90040-340 – Porto Alegre – RS
Fone: (51) 3027-7000 – Fax: (51) 3027-7070

SAC 0800 703-3444 – www.grupoa.com.br

É proibida a duplicação ou reprodução deste volume, no todo ou em parte, sob quaisquer formas ou por quaisquer meios (eletrônico, mecânico, gravação, fotocópia, distribuição na Web e outros), sem permissão expressa da Editora.

IMPRESSO NO BRASIL
PRINTED IN BRAZIL

Autores

Jaime A. Cury Cirurgião-dentista. Professor titular de Bioquímica da Faculdade de Odontologia de Piracicaba, da Universidade Estadual de Campinas (FOP/Unicamp). Mestre em Bioquímica pela Universidade Federal do Paraná (UFPR). Doutor em Bioquímica pela Universidade de São Paulo (USP). Livre-Docente em Bioquímica pela FOP/Unicamp.

Livia Maria Andaló Tenuta Cirurgião-dentista. Professora associada de Bioquímica e Cariologia da FOP/Unicamp. Mestre em Odontopediatria pela Faculdade de Odontologia de Bauru (FOB), da USP. Doutora em Cariologia pela FOP/Unicamp. Pós-Doutora em Cariologia pela FOP/Unicamp.

Cínthia P. M. Tabchoury Farmacêutica-bioquímica. Professora associada III de Bioquímica da FOP/Unicamp. Mestre em Ciências: Farmacologia pela FOP/Unicamp. Doutora em Ciências: Farmacologia pela FOP/Unicamp. Livre-Docente em Bioquímica pela FOP/Unicamp.

Antônio Pedro Ricomini Filho Cirurgião-dentista. Mestre e Doutor em Clínica Odontológica pela FOP/Unicamp. Pós-Doutorando do Programa de Pós-Graduação em Odontologia: Cariologia da FOP/Unicamp.

Diego Figueiredo Nóbrega Cirurgião-dentista. Especialista em Saúde Coletiva e da Família pela FOP/Unicamp. Mestre em Odontologia: Cariologia pela FOP/Unicamp. Pós-doutorando do Programa de Pós-Graduação em Odontologia: Cariologia da FOP/Unicamp.

Lina María Marín Cirurgiã-dentista. Mestre em Ciências Básicas Biomédicas pela Universidad El Bosque, Colômbia. Doutoranda do Programa de Pós-Graduação em Odontologia: Cariologia da FOP/Unicamp.

Organizadores da Série Abeno

Léo Kriger Professor aposentado de Saúde Coletiva da Pontifícia Universidade Católica do Paraná (PUCPR) e da Universidade Federal do Paraná (UFPR). Mestre em Odontologia em Saúde Coletiva pela Universidade Federal do Rio Grande do Sul (UFRGS).

Samuel Jorge Moysés Professor titular da Escola de Saúde e Biociências da PUCPR. Professor adjunto do Departamento de Saúde Comunitária da Universidade Federal do Paraná (UFPR). Coordenador do Comitê de Ética em

Pesquisa da Secretaria Municipal da Saúde de Curitiba, PR. Doutor em Epidemiologia e Saúde Pública pela University of London.

Simone Tetu Moysés   Professora titular da PUCPR. Responsável pela Área de Concentração em Saúde Coletiva (Mestrado e Doutorado) do Programa de Pós-Graduação em Odontologia da PUCPR. Doutora em Epidemiologia e Saúde Pública pela University of London.

Coordenadora da Série Abeno

Maria Celeste Morita   Presidente da Abeno. Professora associada da Universidade Estadual de Londrina (UEL). Doutora em Saúde Pública pela Université de Paris 6, França.

Conselho editorial da Série Abeno Odontologia Essencial

Maria Celeste Morita, Léo Kriger, Samuel Jorge Moysés, Simone Tetu Moysés, José Ranali, Adair Luiz Stefanello Busato.

Prefácio

Escrever um livro dedicado à bioquímica oral requer um exercício de transferência do conhecimento básico para a prática clínica, muitas vezes de difícil assimilação e entendimento para o estudante logo nos primeiros meses em que ele inicia o curso de Odontologia. Neste livro, esse exercício foi feito de forma constante, entendendo que o papel da disciplina de Bioquímica no currículo desse curso é servir como base para que o futuro cirurgião-dentista entenda de forma mais completa os processos fisiológicos gerais que ocorrem com seu paciente, assim como compreenda a ocorrência de cárie e de doença periodontal, as mais prevalentes das doenças bucais.

Assim, com base no que é ensinado na FOP/Unicamp desde 1978, os capítulos deste livro foram organizados de forma a guiar o conhecimento básico em direção à aplicação clínica. No capítulo 1, conceitos de pH, tamponamento de ácidos e solubilidade dos minerais em meios ácidos estão descritos. Esses conhecimentos se complementam com os capítulos sobre composição química e propriedades dos dentes (Capítulo 3) e da saliva (Capítulo 4) para o entendimento de como os dentes podem se manter íntegros na cavidade bucal ao longo da vida do indivíduo. No Capítulo 2, carboidratos, ácidos nucleicos, proteínas e enzimas são apresentados com foco em como o conhecimento básico sobre sua estrutura e função reflete em aplicações clínicas na Odontologia. O papel dos biofilmes bucais – deletério sob certas condições – no desenvolvimento das doenças cárie, periodontal e mesmo candidose está detalhado no inédito Capítulo 5. Finalmente, conceitos importantes sobre mecanismo de ação, metabolismo e toxicidade do fluoreto, linha de pesquisa da área de Bioquímica da FOP/Unicamp sobre o agente de maior sucesso já utilizado para o controle da cárie, são apresentados nos Capítulos 6 e 7.

A fim de gerar atrativos para docentes ou mesmo para auxiliar no entendimento do conhecimento teórico apresentado, ilustramos alguns capítulos com aulas práticas idealizadas a partir de pesquisas feitas pelo laboratório de Bioquímica Oral da FOP/Unicamp. Elas refletem a integração ensino-pesquisa e trazem para a bancada, de modo mais próximo ao aluno, o conhecimento adquirido nas aulas teóricas.

Esperamos com este livro contribuir para que o estudante de odontologia se encante e compreenda a base teórica de muitos dos processos e doenças com os quais irá lidar durante sua vida profissional. Esse é o papel da disciplina de Bioquímica Oral, que tem nos motivado e desafiado durante toda nossa carreira como professores de Bioquímica Oral no Curso de Odontologia da FOP/Unicamp.

Os organizadores

Sumário

1 | Conceitos de pH, sistemas tampão e solubilidade: aplicação na odontologia   11
Livia Maria Andaló Tenuta
Cínthia P. M. Tabchoury
Jaime A. Cury

2 | Biomoléculas: estrutura, função e exemplos da sua importância na odontologia   26
Cínthia P. M. Tabchoury
Livia Maria Andaló Tenuta
Antônio Pedro Ricomini Filho
Jaime A. Cury

3 | Composição química e propriedades dos dentes   60
Lina María Marín
Livia Maria Andaló Tenuta
Cínthia P. M. Tabchoury
Jaime A. Cury

4 | Composição, funções e propriedades da saliva   73
Jaime A. Cury
Livia Maria Andaló Tenuta
Cínthia P. M. Tabchoury
Lina María Marín

5 | Biofilmes bucais e sua implicação em saúde e doença   87
Antônio Pedro Ricomini Filho
Livia Maria Andaló Tenuta
Cínthia P. M. Tabchoury
Jaime A. Cury

6 | Mecanismo de ação do fluoreto   110
Livia Maria Andaló Tenuta
Lina María Marín
Jaime A. Cury

7 | Metabolismo e toxicidade do fluoreto   124
Diego Figueiredo Nóbrega
Livia Maria Andaló Tenuta
Jaime A. Cury

Referências   145

Recursos pedagógicos que facilitam a leitura e o aprendizado!

OBJETIVOS DE APRENDIZAGEM	Informam a que o estudante deve estar apto após a leitura do capítulo.
Conceito	Define um termo ou expressão constante do texto.
LEMBRETE	Destaca uma curiosidade ou informação importante sobre o assunto tratado.
PARA PENSAR	Propõe uma reflexão a partir de informação destacada do texto.
SAIBA MAIS	Acrescenta informação ou referência ao assunto abordado, levando o estudante a ir além em seus estudos.
ATENÇÃO	Chama a atenção para informações, dicas e precauções que não podem passar despercebidas ao leitor.
RESUMINDO	Sintetiza os últimos assuntos vistos.
🔍	Ícone que ressalta uma informação relevante no texto.
⚡	Ícone que aponta elemento de perigo em conceito ou terapêutica abordada.
PALAVRAS REALÇADAS	Apresentam em destaque situações da prática clínica, tais como prevenção, posologia, tratamento, diagnóstico etc.

1

Conceitos de pH, sistemas tampão e solubilidade: aplicação na odontologia

Livia Maria Andaló Tenuta
Cínthia P. M. Tabchoury   *Jaime A. Cury*

O conhecimento dos conceitos de pH e das propriedades de algumas substâncias que atuam como sistemas tampão é indispensável para diversos processos biológicos. Especificamente na odontologia, é imprescindível o conhecimento dos efeitos de soluções de diferentes pHs sobre os dentes e da maneira como o meio bucal controla o pH diante dos desafios ácidos provenientes da dieta ou da metabolização de açúcares pela microbiota bucal. O equilíbrio entre os tecidos duros dentais e o meio bucal, sua dissolução ou a precipitação de minerais serão função, principalmente, das oscilações de pH nesse meio.

OBJETIVOS DE APRENDIZAGEM

- Compreender os conceitos básicos e aplicados sobre pH, sistemas tampão e solubilidade de minerais dentais
- Entender os efeitos desses conceitos nos processos bioquímicos e biológicos que acontecem diariamente na cavidade bucal

pH

Conceitualmente, pH é uma forma de expressar a concentração de íons hidrogênio (H^+) em uma solução. O prefixo "p" significa "logaritmo (decimal) negativo de". Portanto, pH é o logaritmo negativo da concentração de H^+ em uma solução, em molaridade. Assim, uma solução com pH 7 tem uma concentração de H^+ da ordem de 10^{-7} M.

Para um melhor entendimento sobre esse conceito, é interessante demonstrar de onde deriva a escala de pH, que oscila entre 0 e 14, e o porquê desses números. Um conceito importante é o de que o pH, refletindo o grau de acidez ou alcalinidade de uma solução, é válido para soluções aquosas nas quais a água está ionizada:

$$H_2O \leftrightarrow H^+ + OH^-$$

(Equação 1.1)

pH

Concentração de íons hidrogênio (H^+) em uma solução.

Toda reação química, como a descrita pela **EQUAÇÃO 1.1**, tem uma constante de equilíbrio que determina o grau de conversão dos componentes à esquerda da reação nos componentes à direita, que é expressa pela fórmula:

LEMBRETE

Por convenção, considera-se que a água se "ioniza" em H^+ e OH^-; porém, na verdade, a equação correta expressa a reação de 2 moléculas de água, formando íon hidroxônio (H_3O^+) e hidroxila (OH^-):
$H_2O + H_2O \longleftrightarrow H_3O^+ + OH^-$
Neste capítulo, portanto, o íon hidroxônio será simplificado na forma de íon hidrogênio (H^+).

$$K_{eq} = \frac{[H^+][OH^-]}{[H_2O]}$$

(Equação 1.2)

Onde $[H^+]$ é a concentração de H^+ na solução, $[OH^-]$ é a concentração de OH^- na solução e $[H_2O]$ é a concentração de água na solução.

A concentração molar de água em soluções diluídas pode ser calculada facilmente, considerando-se o peso molecular da água (18 g) e sua densidade (1 g/mL), resultando em:

$$M = \frac{massa}{mol \times vol} = \frac{1.000}{18 \times 1} = 55,5\ M$$

Por outro lado, a constante de equilíbrio da **EQUAÇÃO 1.1** pode ser medida determinando-se a condutividade elétrica da água, que foi calculada, a 25 °C, como igual a $1,8 \times 10^{-16}$. Substituindo-se K_{eq} e a concentração molar da água na **EQUAÇÃO 1.2**, tem-se que:

$$1,8 \times 10^{-16} \times 55,5 = [H^+][OH^-] = 1,0 \times 10^{-14}$$

(Equação 1.3)

Portanto, toda solução aquosa terá, como produto da concentração de H^+ e OH^-, uma concentração resultante da ordem de 10^{-14} M.

Sendo pH o logaritmo negativo da concentração de H^+ em uma solução, ele pode ser calculado:

$$pH = -\log[H^+] = \frac{\log 1}{[H^+]}$$

(Equação 1.4)

A utilização do logaritmo negativo facilita sobremaneira a notação sobre o grau de acidez (ou alcalinidade) de uma solução. Como o produto da concentração de H^+ e OH^- sempre resultará em 10^{-14} M, pode-se estabelecer uma tabela **(TAB. 1.1)**.

TABELA 1.1 — **Relação entre concentração molar de íons hidrogênio e pH**

Concentração de H^+	pH
1 M (10^0)	0
0,1 M (10^{-1})	1
0,01 M (10^{-2})	2
0,001 M (10^{-3})	3
...	...
0,0000000000001 M (10^{-13})	13
0,00000000000001 M (10^{-14})	14

Como é possível observar na **TABELA 1.1**, sendo pH uma escala logarítmica, a variação de uma unidade corresponde a uma diferença na concentração de H^+ da ordem de 10 vezes.

Por analogia, a concentração de OH^- em uma solução de pH igual a 0 será de 10^{-14} M, para satisfazer o produto dessa dissociação apresentado na **EQUAÇÃO 1.3**. Assim, pode-se estabelecer também o logaritmo negativo da concentração de OH^- em uma solução, ou pOH, que será complementar ao pH **(TAB. 1.2)**.

Uma solução com **pH dito neutro** é aquela na qual a concentração de H^+ é igual à concentração de OH^-, ou seja, 10^{-7} M para ambos (o produto $10^{-7} \times 10^{-7} = 10^{-14}$ M). Porém, o pH dos líquidos biológicos nem sempre é neutro, como é o caso do suco gástrico, com pH próximo de 1,5. O pH do sangue, 7,4, é estritamente controlado, como será explicado adiante. Valores de pH próximos da neutralidade são também encontrados em secreções derivadas do sangue, como lágrima, saliva e leite humano.

Sucos de frutas tendem a ter o pH ácido devido ao metabolismo vegetal, resultando em valores em torno de 3,8 para o suco de laranja ou de uva (ou vinho), 2 para o suco de limão e 4 para o suco (ou molho) de tomate. Além dos sucos, a maioria das bebidas industrializadas apresentam baixo pH (como os refrigerantes, entre 2,5 e 3),[1] com o intuito de garantir refrescância ao serem consumidos.

Como exemplo de soluções alcalinas, podem-se citar detergentes em geral, bicarbonato de sódio (pH próximo de 9), solução de amônia (próximo de 12), ou hipoclorito de sódio (NaClO), muito usado em endodontia (pH maior do que 12). É interessante notar que, no caso do hipoclorito, seu pH alcalino reflete a reação envolvida em sua produção, o que também é importante na sua estabilidade:

$$Cl_2 + NaOH \rightarrow NaCl + NaClO + H_2O$$

Em meio ácido, a perda do hipoclorito na forma do gás Cl_2, volátil, é favorecida:

$$H^+ + Cl^- + HClO \leftrightarrow Cl_2 + H_2O$$

TABELA 1.2 — **Relação entre concentração de íons hidrogênio, hidroxila e os respectivos valores de pH e pOH**

Concentração de H^+	pH	Concentração de OH^-	pOH
10^0 M	0	10^{-14} M	14
10^{-1} M	1	10^{-13} M	13
...	...	...	...
10^{-13} M	13	10^{-1} M	1
10^{-14} M	14	10^0 M	0

SISTEMAS TAMPÃO

A manutenção do pH dentro de uma estreita faixa de variação compatível com a vida só é conseguida nos fluidos corporais e em outros meios devido à presença de sistemas tampão. Para entendê-los, são necessários alguns conceitos iniciais.

Em um sistema tampão, ácido é toda substância (doador) capaz de liberar um ou mais íons H^+ (também chamados de prótons). Paralelamente, base é toda substância (aceptor) capaz de receber um ou mais prótons.

Algumas substâncias são classificadas como ácidos e bases fortes, devido à sua capacidade de doar prótons (como HCl e H_2SO_4) ou receber prótons (como NaOH e KOH, cujo OH^- irá se ligar ao H^+ presente na solução) a partir de sua total ionização em solução aquosa. Assim, soluções com concentração de 0,1 M de HCl ou 0,1 M de NaOH terão, respectivamente, pH 1 ou 13, que refletem a liberação de 0,1 M de H^+ ou OH^- na solução.

Por outro lado, alguns ácidos e bases não se ionizam totalmente na água, sendo chamados de ácidos ou bases fracos. Estes têm propriedades que os permitem funcionar como sistemas tampão.

Tome-se como exemplo o ácido acético, um ácido fraco que se dissocia em H^+ e ânion acetato (CH_3COO^-), da seguinte forma:

$$CH_3COOH \longleftrightarrow H^+ + CH_3COO^-$$
$$\text{(ácido acético)} \quad \text{(ânion acetato)}$$

(Equação 1.5)

LEMBRETE

Ácidos e bases que não se ionizam totalmente na água são chamados de ácidos ou bases fracos, e suas propriedades permitem que funcionem como sistemas tampão.

O par ácido acético + ânion acetato forma um par ácido-base conjugado, já que o ácido acético é capaz de doar um H^+, e o ânion acetato é capaz de captá-lo. Dessa forma, tem-se um ciclo no qual, em uma solução de ácido acético e acetato, a entrada de H^+ ou OH^- no sistema causa pouca alteração no pH, já que o ânion acetato (base do sistema tampão) pode captar o H^+ e se converter no ácido acético (ácido do sistema tampão), e este por sua vez pode liberar seu H^+, que reagirá com o OH^- incluído, formando H_2O e ânion acetato. A **FIGURA 1.1** ilustra essas reações.

Obviamente, existe um limite para a capacidade do sistema tampão de evitar variações bruscas no pH da solução pela entrada de H^+ ou OH^- no sistema. Um excesso de H^+ pode converter todo o acetato disponível em ácido acético, e o inverso ocorre para um excesso de OH^-. Nesse caso, o sistema tampão perde totalmente seu efeito.

A faixa na qual um sistema tampão exerce seu efeito varia em duas unidades de pH, uma acima e uma abaixo do ponto de equilíbrio no qual a concentração do ácido e de sua base conjugada será equivalente (igual a 50% de cada um dos componentes). Essa propriedade pode ser explicada pela constante de equilíbrio da **EQUAÇÃO 1.6**:

$$K_{eq} = K_a = \frac{[H^+][\text{acetato}]}{[\text{ácido acético}]}$$

(Equação 1.6)

Onde K_a é a constante de equilíbrio referente à dissociação de um ácido fraco.

Assim como para o pH, pode-se utilizar a letra "p" para expressar o logaritmo negativo de K_a, uma vez que os valores são muito baixos, comprovando a baixa ionização desses ácidos fracos.

$$pK_a = -\log K_a = \log \frac{1}{K_a}$$

(Equação 1.7)

O conhecimento do pK_a do par ácido-base conjugado é importante, pois reflete (indica) a faixa de pH na qual o sistema exercerá seu efeito tampão. Essa relação entre pH e pK_a é guiada pela equação de Henderson-Hasselbalch, assim definida:

$$pH = pK_a + \log \frac{[\text{base}] \text{ (aceptor de prótons)}}{[\text{ácido}] \text{ (doador de prótons)}}$$

(Equação 1.8)

Na **EQUAÇÃO 1.8**, fica claro que, na situação na qual a concentração da base for igual à concentração do seu ácido conjugado, o termo [base]/[ácido] pode ser simplificado como 1. Sendo o log de 1 igual a zero, na situação de concentração similar de base e ácido em uma solução, seu pH será igual ao seu pK_a.

Portanto, em uma solução de concentração equimolar de ácido acético e acetato, o pH será de 4,76. Como a concentração de ácido é igual à concentração de base conjugada, nesse pH o sistema tampão terá seu efeito máximo de evitar variações bruscas de pH, quer seja pela entrada de H^+, quer seja pela entrada de OH^- nessa solução **(FIG. 1.2)**.

Como já mencionado, o tampão terá efeito em uma faixa de 2 unidades de pH, que correspondem a uma unidade de pH acima e uma unidade abaixo de seu pK_a. Isso também pode ser demonstrado na equação de Henderson-Hasselbalch **(EQ. 1.8)**. No caso de a concentração da base ser dez vezes superior à do ácido, log 10 = 1, o pH estaria uma unidade acima do pK_a. Ao contrário, a concentração de ácido superando a da base em 10 vezes resulta em log 1/10 = -1; portanto, o pH fica uma unidade abaixo do pK_a. Nessa situação de escassez de ácido ou base, o sistema tampão perde seu efeito. Essa relação do efeito do sistema tampão em função do pH pode ser melhor entendida pela apresentação gráfica da **FIGURA 1.2**.

Cada par ácido-base conjugado tem um pK_a que reflete seu grau de ionização. No exemplo da **FIGURA 1.2**, o pK_a do par ácido acético-acetato é 4,76. Isso significa que, acima de 4,76, o ácido acético cederá seu próton para o meio, baixando seu pH. Assim, ácidos fracos de diferentes pK_a terão efeitos diferentes. Por exemplo, o ácido láctico e o ácido propiônico são ácidos fracos, com três carbonos, produzidos por microrganismos do biofilme (placa) dental pela fermentação de carboidratos. O ácido láctico é mais cariogênico, pois possui um pK_a mais baixo (3,73) em relação ao ácido propiônico (4,87). Assim, enquanto em pH abaixo de 4,87 o ácido propiônico capta prótons do meio, o mesmo só acontece para o ácido láctico em pH abaixo de 3,73. Acima deste pH, seu hidrogênio estará ionizado, baixando o pH do biofilme dental.

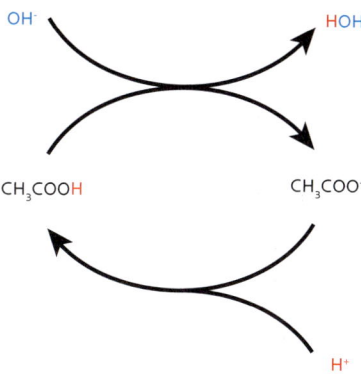

Figura 1.1 – Representação esquemática do sistema tampão ácido acético-acetato. A forma não ionizada (ácido) e a ionizada (ânion) do ácido acético funcionam, respectivamente, como ácido e base, doando ou recebendo prótons e se convertendo ao seu par. Quando há entrada de prótons (H^+) na solução, a base capta o próton e se converte na forma não ionizada. Quando há entrada de hidroxilas (OH^-), o ácido doa um próton para a formação de água, convertendo-se no ânion.

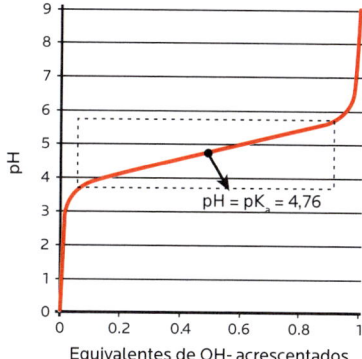

Figura 1.2 – Curva de titulação do sistema tampão ácido acético-acetato. A adição incremental de uma base forte (OH^-) à solução contendo ácido acético resultará nos valores de pH descritos na figura. A alteração do pH é drástica nas regiões em que o sistema tampão não tem efeito (abaixo do pH 3,76 e acima do pH 5,76). A capacidade do sistema tampão é máxima no pH equivalente ao pK_a do tampão (4,76), já que 50% do tampão está na forma não ionizada (ácido) e 50% está na forma ionizada (base). Abaixo do pH 3,76 ou acima do pH 5,76, prevalecem apenas as formas não ionizadas ou ionizadas, respectivamente, sendo o efeito do sistema tampão perdido.

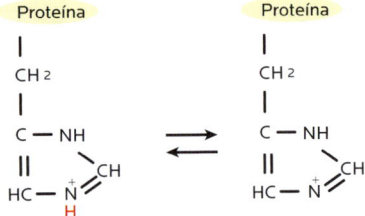

Figura 1.3 – Resíduos de histidina, um aminoácido que contém nitrogênio em sua cadeia lateral (ver Cap. 2, Biomoléculas: estrutura, função e exemplos da sua importância na odontologia), nas cadeias de uma proteína podem apresentar efeito tampão na faixa do pH neutro, pois o pK_a desse grupo ionizável é 6.

Além disso, ácidos fracos com mais de um hidrogênio para doar terão mais de um pK_a, como é o caso do ácido fosfórico, que possui 3 pK_a correspondentes à ionização de seus três hidrogênios:

$$H_3PO_4 \longleftrightarrow H_2PO_4^- + H^+$$
$$pK_a\ 2,14$$

(Equação 1.9)

$$H_2PO_4^- \longleftrightarrow HPO_4^{2-} + H^+$$
$$pK_a\ 6,86$$

(Equação 1.10)

$$HPO_4^{2-} \longleftrightarrow PO_4^{3-} + H^+$$
$$pK_a\ 12,4$$

(Equação 1.11)

Assim, o ácido fosfórico atua como tampão em 3 faixas de pH distintas (ver **FIG. 1.7**).

Em soluções biológicas, sejam intra ou extracelulares, a presença de sistemas tampão é imprescindível para a manutenção de sua atividade. Por exemplo, a presença de fosfato no interior das células torna o sistema tampão de di-hidrogênio fosfato-mono-hidrogênio fosfato ($H_2PO_4^-$-HPO_4^{2-}) o mais efetivo para manter o pH do citoplasma próximo do neutro (já que esse tampão tem pK_a próximo de 6,9). As proteínas também funcionam como tampão. A presença de resíduos do aminoácido histidina em diversas proteínas confere a elas boas propriedades tamponantes em pHs próximos da neutralidade. Isso porque, em sua cadeia lateral, a histidina possui um nitrogênio que pode ser protonado, com pK_a de 6, como mostra a **FIGURA 1.3**.

Além desses dois exemplos, um sistema tampão biológico importantíssimo é o bicarbonato, presente no sangue e também na saliva. O pH do sangue é estritamente controlado em torno de 7,4, admitindo-se uma faixa pequena de oscilação de 7,35 a 7,45. Valores acima ou abaixo desses são incompatíveis com a vida. Assim, é importante uma explicação mais detalhada sobre o bicarbonato como sistema tampão.

O íon bicarbonato (HCO_3^-) se dissocia em carbonato (CO_3^{2-}) e H^+ com pK_a de 10,2. A formação do íon bicarbonato pela dissociação do ácido carbônico (H_2CO_3) em bicarbonato e H^+ tem pK_a de 3,77. Essa aparente incompatibilidade com os valores de pH do sangue (7,4) pode ser explicada por uma intrincada relação desses sistemas com o gás carbônico (CO_2) produzido no metabolismo celular e expelido pelos pulmões na respiração. Assim, três reações precisam ser descritas:

$$H_2CO_3 \longleftrightarrow H^+ + HCO_3^- \qquad K_1 = \frac{[H^+][HCO_3^-]}{[H_2CO_3]}$$

(ácido carbônico)   (bicarbonato)

(Equação 1.12)

$$CO_{2(d)} + H_2O \longleftrightarrow H_2CO_3 \qquad K_2 = \frac{[H_2CO_3]}{[CO_{2(d)}][H_2O]}$$
(Equação 1.13)

$$CO_{2(g)} \longleftrightarrow CO_{2(d)} \qquad K_3 = \frac{[CO_{2(d)}]}{[CO_{2(g)}]}$$
(Equação 1.14)

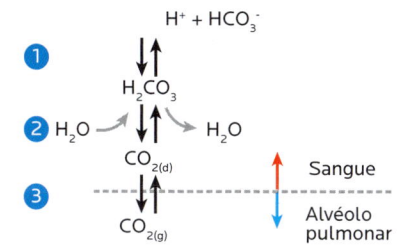

Figura 1.4 – Três reações sequenciais que representam a relação entre a pressão parcial de CO_2 oriunda da respiração e o pH sanguíneo.

Onde $CO_{2(d)}$ é o gás carbônico dissolvido no sangue e $CO_{2(g)}$ é o gás presente nos pulmões.

Essas três reações podem ser descritas como um *continuum*, como apresentado na **FIGURA 1.4**.

O íon bicarbonato está presente no sangue em concentração muito maior (24 mM) do que o ácido carbônico, cuja conversão em $CO_{2(d)}$ e H_2O é acelerada no sangue pela enzima anidrase carbônica.

A combinação das **EQUAÇÕES 1.9** e **1.10** resultará em:

$$K_h = \frac{[H_2CO_3]}{[CO_{2(d)}]}$$

(h = hidrólise do H_2CO_3)

$$K_a = \frac{[H^+][HCO_3^-]}{[H_2CO_3]}$$

$$K_a = \frac{[H^+][HCO_3^-]}{K_h [CO_{2(d)}]}$$

$$K_a \times K_h = K_{combinado} = \frac{[H^+][HCO_3^-]}{[CO_{2(d)}]}$$

K_a e K_h podem ser determinados experimentalmente, e sabe-se que são $K_a = 2{,}7 \times 10^{-4}$ M e $K_h = 3 \times 10^{-3}$ M, resultando em $K_{combinado} = 8{,}1 \times 10^{-7}$ M.

Calculando-se o p de $K_{combinado}$, obtém-se o $pK_{comb} = 6{,}1$. Dessa forma, o íon bicarbonato no sangue funciona como tampão com esse pK. O pH resultante no sangue será função da concentração de bicarbonato e da pressão parcial do CO_2 gasoso:

$$pH = pK_a + \log \frac{[HCO_3^-]}{(0{,}23 \times pCO_2)}$$
(6,1)

Solubilidade do gás carbônico em água

(Equação 1.15)

A manutenção do pH sanguíneo é estrita e controlada por diversos mecanismos. Por exemplo, a produção de ácido láctico no músculo esquelético durante um esforço físico intenso resultará na liberação de H⁺ para o sangue, aumentando consequentemente a concentração do ácido carbônico (por reação com o íon bicarbonato no sangue) e, portanto, a concentração de CO_2 dissolvido, aumentando sua tendência de ser exalado. Por outro lado, o consumo de H⁺ pelo catabolismo de proteínas, com produção de amônia (NH_3), diminui a concentração de ácido carbônico; consequentemente, mais CO_2 gasoso se dissolve no sangue. Há, portanto, um controle fino da taxa de respiração; um aumento da pressão de CO_2 no sangue ou diminuição leve de seu pH é detectado por sensores que ativam a respiração mais profunda e frequente, que favorece a eliminação de CO_2.

Algumas condições sistêmicas podem ter desfechos sérios pela alteração do pH sanguíneo. É o caso, por exemplo, da acidose metabólica em pacientes com diabetes melito não controlada, nos quais há favorecimento do metabolismo de lipídeos, resultando na produção de corpos cetônicos, entre os quais o ácido β-hidroxibutírico e ácido acetoacético são produtos metabólicos ácidos. O mesmo quadro pode ocorrer por jejum prolongado ou inanição, que forçam a utilização das reservas de ácidos graxos do corpo no metabolismo. A acidose também pode ter causa respiratória, quando a capacidade de eliminar CO_2 pela respiração está diminuída, o que ocorre em pacientes com enfisema, pneumonia e asma. A acidose pode ser tratada pela administração de bicarbonato, uma vez que o aumento de sua concentração no sangue resulta em aumento do pH **(EQ. 1.12)**. A alcalose metabólica ou respiratória também é igualmente séria e requer intervenção terapêutica rápida.

Assim como o sangue, a saliva possui como principal sistema tampão o íon bicarbonato. A pressão parcial de CO_2 na saliva é muito maior do que na atmosfera (cerca de 4%), o que faz o tampão bicarbonato salivar ter, igualmente, boa ação na faixa do pH 6,1. Esse sistema tampão apresenta importante ação na elevação do pH em áreas restritas de acúmulo de biofilme (placa) dental, quando estas são expostas a carboidratos fermentáveis que resultam em acúmulo de ácidos.[2] Pela passagem de saliva (fluxo salivar, resultando em lavagem) e sua capacidade tamponante, esses ácidos são gradativamente eliminados, fazendo o pH do fluido do biofilme retornar à neutralidade. A **FIGURA 1.5** ilustra o pH do biofilme dental após ser exposto a açúcares.

A curva da **FIGURA 1.5**, descrita pela primeira vez por Stephan, na década de 1940,[2] ilustra a importância da saliva. Na sua ausência, não há elevação do pH[3] **(FIG. 1.6)**.

Não menos importante é a capacidade da saliva de rapidamente neutralizar, por meio de seu fluxo e função tampão, os ácidos provenientes da dieta, como aqueles oriundos do consumo de sucos e refrigerantes. Entre esses dois grupos de bebidas, há uma importante distinção entre seu pH e seu grau de acidez titulável.

Refrigerantes costumam ter pH mais baixo (inferior a 3), ao passo que sucos, como os de laranja ou uva, possuem pH ligeiramente superior (em torno de 3,5 a 4).[1] A capacidade dessa acidez de ter efeito deletério sobre o mineral da estrutura dental, solúvel em pH abaixo de 5,5 a 6,5, parece não depender apenas do pH, mas também do grau de acidez titulável, que reflete a quantidade de base que precisa ser acrescentada a essas bebidas para trazer seu pH para o neutro.[1]

Assim, o grau de acidez dos refrigerantes, muitos deles formulados com o ácido fosfórico, é menor do que o dos sucos, que contêm ácido cítrico. Esse ácido possui três hidrogênios dissociáveis, mas, ao contrário do ácido fosfórico, cuja dissociação dos íons H$^+$ ocorre com pK_a distintos, os hidrogênios do ácido cítrico se dissociam com intervalos de pK_a menores, resultando em uma longa faixa de pH na qual possui efeito tampão. Essa diferença está ilustrada na **FIGURA 1.7**.

No caso do refrigerante, seu efeito tampão, proveniente do ácido fosfórico, ocorrerá predominantemente na faixa de pH entre 1 e 3 (pK_a do H_3PO_4-$H_2PO_4^-$); o suco possui efeito tampão resultante do ácido cítrico, que perde seus três hidrogênios até o pH 6,8, resultando em um efeito tampão mais prolongado. Ambas as características das bebidas ácidas – seu pH e sua capacidade tampão (acidez titulável) – parecem ser importantes para a dissolução dos minerais dentais expostos a elas.

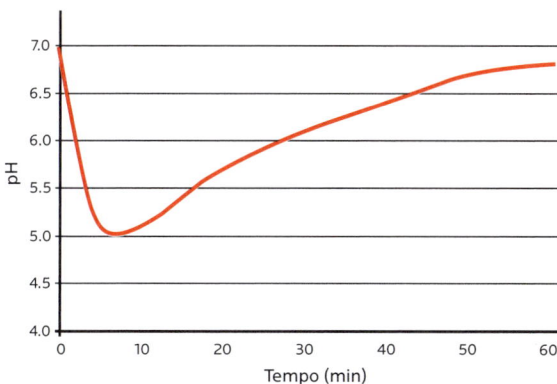

Figura 1.5 – Curva de pH do biofilme dental exposto a carboidratos rapidamente fermentáveis (glicose, sacarose) no tempo zero. A rápida queda de pH, atingindo o mínimo antes de dez minutos, é revertida lentamente pela ação de lavagem da saliva, associada ao seu efeito tampão.

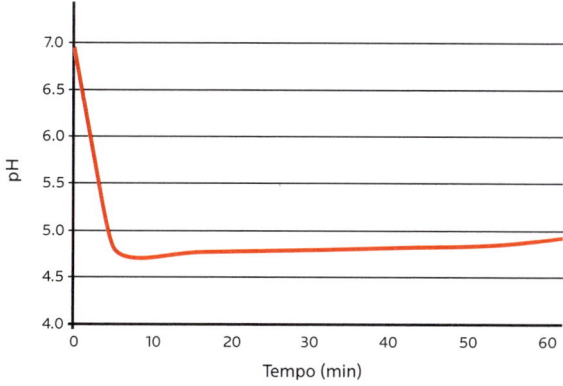

Figura 1.6 – Curva de queda de pH no biofilme dental exposto a carboidratos fermentáveis, sob restrição de acesso à saliva.

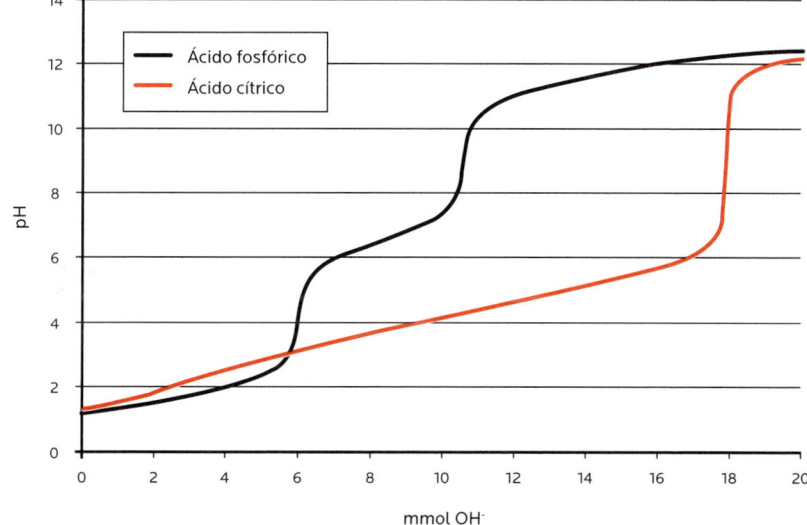

Figura 1.7 – Titulação de solução de ácido fosfórico e ácido cítrico a 0,1 M (50 mL, pH inicial próximo de 1), com uma base forte (NaOH). Apesar de ambos os ácidos possuírem três hidrogênios ionizáveis, a quantidade de base a ser adicionada para elevar o pH até acima de 7 é muito maior para o ácido cítrico do que para o fosfórico, evidenciando sua maior acidez titulável abaixo desse pH.

SOLUBILIDADE

LEMBRETE

Duas setas com posições antagônicas em uma equação indicam que a reação está em equilíbrio. No caso da Equação 1.16, por exemplo, o mineral sólido está em equilíbrio com os íons constituintes dissolvidos na solução. Assim, a velocidade de dissolução (seta voltada para a direita) é igual à velocidade de precipitação do mineral sólido (seta voltada para a esquerda).

Além dos conceitos de pH e tampão, o cirurgião-dentista também deve entender princípios de solubilidade, pois são eles que governam o destino dos tecidos duros dentais (esmalte e dentina) quando expostos a condições adversas na cavidade bucal.

Todo mineral tem uma solubilidade inata que determina o quanto se solubiliza em um meio aquoso. Se considerarmos que o mineral do dente é uma hidroxiapatita (ver Cap. 3, Composição química e propriedades dos dentes, para mais informações sobre a composição do esmalte e da dentina e suas propriedades), sua dissolução em meio aquoso pode ser exemplificada pela seguinte equação:

$$[Ca_{10}(PO_4)_6(OH)_2]_n \rightleftarrows 10\ Ca^{2+} + 6\ PO_4^{3-} + 2\ OH^-$$

(Equação 1.16)

Onde o termo da esquerda representa o mineral sólido (sempre em excesso – 'n'), e o termo da direita representa seus íons constituintes, em solução.

É importante notar que a **EQUAÇÃO 1.16** está descrita por meio de duas setas com posições antagônicas. Essa representação indica que o mineral sólido está em equilíbrio com os íons constituintes dissolvidos na solução, ou seja, que a velocidade de dissolução (seta voltada para a direita) é igual à velocidade de precipitação do mineral sólido (seta voltada para a esquerda).

Esse equilíbrio é regido por um princípio químico conhecido como princípio de Le Chatelier,[4] assim descrito:

> *Qualquer sistema em um equilíbrio químico estável, sujeito à influência de uma causa externa que tende a alterar sua temperatura ou sua condensação (pressão, concentração, número de moléculas por unidade de volume), tanto num todo como em suas partes, só pode se modificar internamente se sofrer mudança de temperatura ou condensação de sinal oposto àquele resultante da causa externa.*

O princípio indica que, quando um sistema que está em equilíbrio químico é perturbado, o sistema sofrerá uma transformação, buscando novamente atingir o equilíbrio. Aplicando o princípio ao tema de solubilidade mineral, pode-se concluir que, caso não haja íons minerais suficientes dissolvidos em uma solução aquosa contendo hidroxiapatita sólida, esta irá se dissolver, até ser atingido o equilíbrio descrito na **EQUAÇÃO 1.16**. Por outro lado, se houver um excesso de íons dissolvidos no meio aquoso, estes irão necessariamente se precipitar, para manter o mesmo equilíbrio.

O equilíbrio descrito na **EQUAÇÃO 1.16** pode ser representado por uma constante de dissolução do mineral hidroxiapatita, chamada de constante do produto de solubilidade (Kps). Por ser uma constante, esse número é sempre o mesmo para o mesmo mineral, desde que sejam guardadas as condições de temperatura e pressão, e pode ser estimado a partir da determinação da concentração máxima de íons dissolvidos quando o sistema está em equilíbrio. Para a hidroxiapatita, a constante do produto de solubilidade tem sido estimada como descrito a seguir:

$$Kps_{HA} = (Ca^{2+})^{10} (PO_4^{3-})^6 (OH^-)^2 = 10^{-117} M^{18}$$

(Equação 1.17)

Onde (Ca^{2+}) representa a atividade dos íons cálcio na solução, (PO_4^{3-}) representa a atividade dos íons fosfato na solução e (OH^-) representa a atividade dos íons hidroxila na solução.

O produto de solubilidade descrito na **EQUAÇÃO 1.17** é atingido independentemente de a proporção entre os íons representar ou não a composição da hidroxiapatita (10 íons cálcio, 6 íons fosfato e 2 hidroxilas), já que, como mostrado na equação, trata-se de um produto. A constante que indica o equilíbrio químico, $10^{-117} M^{18}$, pode ser alcançada mesmo em soluções com diferentes proporções de cálcio, fosfato e hidroxila, desde que o produto de suas atividades iônicas, elevadas às potências indicadas na **EQUAÇÃO 1.17**, seja igual a $10^{-117} M^{18}$.

A estimativa do produto de solubilidade descrito na **EQUAÇÃO 1.17** apresenta algumas variações, de acordo com o estudo consultado, tendo em vista que é determinada experimentalmente. No entanto, o conceito é o mesmo. Outra observação importante é que alguns estudos calcularam o produto de solubilidade utilizando a fórmula simplificada (termos divididos por 2) da hidroxiapatita ($Ca_5(PO_4)_3OH$), resultando em uma constante com metade do valor aqui descrito.[5]

Para determinar o destino de um mineral sólido em solução aquosa, basta avaliar a atividade dos íons que o compõem na solução. Essa atividade é chamada de produto de atividade iônica (PAI). No caso da hidroxiapatita, ele corresponde à equação:

$$PAI_{HA} = (Ca^{2+})^{10} (PO_4^{3-})^6 (OH^-)^2$$

(Equação 1.18)

A semelhança entre as **EQUAÇÕES 1.17** e **1.18** não é mero acaso. O produto de solubilidade descrito na **EQUAÇÃO 1.17** corresponde à concentração de íons dissolvidos em solução aquosa em equilíbrio de solubilidade com o mineral. Nesse caso, a solução está exatamente saturada em relação ao mineral. Quando o produto de atividade iônica em relação a um mineral é maior do que seu produto de solubilidade, diz-se que a solução está supersaturada em relação ao mineral. Quando, ao inverso, o produto de atividade iônica é menor do que o produto de solubilidade do mineral, a solução está subsaturada em relação ao mineral.

A relação entre produto de solubilidade e produto de atividade iônica pode ser mais claramente entendida por meio do conceito de grau de saturação (GS). Este representa a razão entre o produto de atividade iônica e o produto de solubilidade. Quando o produto de atividade iônica é exatamente igual ao produto de solubilidade, o grau de saturação da solução em relação ao mineral em questão é igual a 1 (saturação). Quando o produto de atividade iônica é maior

SAIBA MAIS

A respeito da atividade iônica, há uma diferença entre concentração de íons em uma solução (expressa com bráquetes) e sua atividade (expressa com parênteses). A concentração representa a quantidade de íons dissolvida na solução, e pode ser determinada diretamente a partir de métodos de análises químicas. A atividade, por outro lado, representa a relação entre a concentração do íon e a força iônica da solução, que é um indicativo da quantidade de íons totais dissolvidos na solução (incluídos outros íons que não aquele em questão). Em outras palavras, se em duas soluções há a mesma concentração de um determinado íon, não necessariamente sua atividade é a mesma nas duas. Essa atividade depende da força iônica total da solução, e será maior em uma solução com poucos íons (baixa força iônica) e menor em uma solução com muitos íons (alta força iônica).

GRAU DE SATURAÇÃO (GS)

Razão entre o produto de atividade iônica e o produto de solubilidade, que determina se uma solução será saturada (= 1), supersaturada (> 1) ou subsaturada (< 1).

SAIBA MAIS

O destino dos minerais dentais na cavidade bucal, sob condições distintas de pH, será resultado de alterações no grau de saturação dos fluidos bucais (saliva, fluido do biofilme dental) em relação à hidroxiapatita. Essa relação está descrita em detalhes no livro *Cariologia: conceitos básicos, diagnóstico e tratamento não restaurador**, Capítulo 2, Interações químicas entre o dente e os fluidos bucais, cuja leitura é recomendada.

* MALTZ, M. et al. *Cariologia: conceitos básicos, diagnósticos e tratamento não restaurador*. São Paulo: Artes Médicas, 2016. (Série Abeno: Odontologia Essencial - Parte Básica).

do que o produto de solubilidade, o grau de saturação é maior do que 1 (supersaturação). E, quando o produto de atividade iônica é menor do que o produto de solubilidade, o grau de saturação é menor do que 1 (subsaturação) **(QUADRO 1.1)**.

$$GS = \frac{PAI}{Kps}$$

Equação 1.19

QUADRO 1.1 — **Relações entre grau de saturação, produto de solubilidade e produto de atividade iônica**

Se PAI = Kps, GS = 1 → solução saturada em relação ao mineral
Se PAI > Kps, GS > 1 → solução **super**saturada em relação ao mineral
Se PAI < Kps, GS < 1 → solução **sub**saturada em relação ao mineral

PAI: produto de atividade iônica
Kps: constante do produto de solubilidade
GS: grau de saturação

CONCLUSÃO

O conhecimento dos efeitos de pH e sua manutenção nos sistemas biológicos por meio de sistemas tampão é imprescindível para o entendimento do funcionamento do organismo e de como este é controlado em condições adversas. Para o profissional da área de saúde, como o cirurgião-dentista, trata-se do primeiro aprofundamento em sistemas biológicos, que serão a base para o entendimento integral de seus pacientes, considerando sua fisiologia sistêmica.

Além disso, os conceitos aqui descritos são imprescindíveis para a atividade prática do cirurgião-dentista, no enfrentamento da doença mais prevalente da odontologia, a cárie dentária, ou a menos frequente que a cárie, a erosão. A aplicação dos conceitos básicos aqui descritos em ambas as doenças é abordado no livro Cariologia: conceitos básicos, diagnóstico e tratamento não restaurador*.

* MALTZ, M. et al. Cariologia: conceitos básicos, diagnósticos e tratamento não restaurador. São Paulo: Artes Médicas, 2016. (Série Abeno: Odontologia Essencial - Parte Básica).

Atividades práticas

Os conceitos de pH e sistema tampão descritos neste capítulo podem ser trabalhados em atividades práticas, que facilitam a visualização e o entendimento da teoria apresentada. A seguir está o roteiro da aula prática ministrada sobre esse assunto pela área de Bioquímica na disciplina Biociências I, do currículo integrado do curso de Odontologia da FOP/Unicamp.

AULA PRÁTICA – pH E SISTEMAS TAMPÃO

PARTE I – DETERMINAÇÃO COLORIMÉTRICA DO pH E COMPROVAÇÃO DO EFEITO TAMPÃO

MATERIAIS E REATIVOS

- Indicador universal de pH
- Solução de NaOH 0,1 N
- Solução de HCl 0,1 N
- Tampão fosfato pH 7
- Tampões pH 3 - 4 - 5 - 6 - 7 - 8 - 9 - 10, com indicador universal de pH (escala sensorial de pH)
- 4 tubos de ensaio numerados
- Pipetas automática e de vidro (1 mL)

PROCEDIMENTO

Uma bateria de oito tubos de ensaio nomeados de pH 3 a 10 está a sua disposição para ser utilizada como escala sensorial de pH. Ela foi preparada adicionando-se a cada tubo 0,5 mL da respectiva solução--tampão de pH 3 a 10, seguida de 4,5 mL de H_2O destilada e 5 gotas de indicador universal. Anote, no quadro abaixo, a relação entre cor e pH:

pH	3	4	5	6	7	8	9	10
Cor								

1. Adicione 8 gotas de indicador universal em cada tubo enumerado de 1 a 4 que estão a sua disposição na outra bateria de tubos.
2. Adicione 5 mL de H_2O da torneira aos tubos 1 e 3, e 4,5 mL aos tubos 2 e 4.
3. Aos tubos 2 e 4, acrescente 0,5 mL de tampão pH 7.
4. Agite todos os tubos e anote no quadro abaixo o pH observado ("pH antes"). Adicione 1 gota de NaOH 0,1 N aos tubos 1 e 2. Agite, anote o pH resultante ("pH depois"), compare 1 com 2 e explique.

TUBOS	pH antes	pH depois	EXPLICAÇÃO
1			
2			

5. No quadro abaixo, anote em "pH antes" o pH dos conteúdos dos tubos 1 e 2, resultante do item 4. Insira a pipeta de vidro de 1 mL no conteúdo do tubo 1 e sopre, no seu interior, ar expirado. Faça isso de forma ininterrupta durante aproximadamente um minuto, mas vagarosamente. Observe as mudanças de coloração que vão ocorrendo, e anote o pH ("pH depois"). Repita o mesmo procedimento com o tubo 2, mas use outra pipeta. Compare 1 com 2 e explique.

TUBOS	pH antes	pH depois	EXPLICAÇÃO
1			
2			

6. No quadro abaixo, anote o pH dos conteúdos dos tubos 3 e 4 ("pH antes"). Adicione a cada um dos dois tubos 2 gotas de HCl 0,1 N. Agite, observe a mudança de coloração, anote o pH ("pH depois"), compare os tubos e explique.

TUBOS	pH antes	pH depois	EXPLICAÇÃO
1			
2			

7. Continue a adição gota a gota de HCl 0,1 N ao tubo 4. Agite após cada adição e anote quantas gotas de HCl 0,1 N a mais foram necessárias para obter a mesma coloração (pH) do tubo 3. Explique o resultado.

PARTE II – DETERMINAÇÃO DA CAPACIDADE TAMPÃO DA SALIVA

MATERIAIS & REATIVOS

- Peagômetro
- Eletrodo de pH
- Padrões de pH 4 e 7
- Agitador magnético
- 2 béqueres de 50 mL
- Goma inerte (ou pedaço de Parafilm® para coleta de saliva)
- Solução de HCl 0,1 N
- Solução de NaOH 0,1 N

PROCEDIMENTO

1. Calibre o peagômetro com padrões de pH 4 e 7.
2. Colete saliva estimulada, centrifugue e transfira 10 mL para um béquer.
3. Determine o pH inicial da saliva.
4. Titule a saliva com HCl 0,1 N até atingir pH 3, anotando no quadro abaixo, junto à somatória dos volumes acrescentados, as respectivas mudanças de pH.
5. Repita os procedimentos 3 e 4 com 10 mL de água de torneira.
6. Lance em um mesmo gráfico os valores de pH e mmol de HCl gasto, para saliva e água, explicando a comparação entre elas.

Adição de HCl 0,1 N a saliva		Adição de HCl 0,1 N a água	
mL de HCl acrescentado	pH	mL de HCl acrescentado	pH
0 (pH inicial)		0 (pH inicial)	
0,1		0,05	
0,2		0,1	
0,3		0,15	
0,4		0,2	
0,5		0,25	
0,6		0,3	
0,7		0,35	
0,8			
0,9			
1			
1,5			
2			
2,5			
3			
3,5			
4			
4,5			

2

Biomoléculas: estrutura, função e exemplos da sua importância na odontologia

Cínthia P. M. Tabchoury
Livia Maria Andaló Tenuta

Antônio Pedro Ricomini Filho
Jaime A. Cury

OBJETIVO DE APRENDIZAGEM

- Conhecer a estrutura e as funções das biomoléculas, como carboidratos, ácidos nucleicos, lipídeos, proteínas e enzimas

A estrutura das biomoléculas define suas funções em qualquer tipo de organismo – desde unicelular, como uma bactéria, até um complexo multicelular, como o homem. Esse conhecimento é de extrema importância para que o estudante de odontologia tenha uma formação básica não só dos processos biológicos que ocorrem na cavidade bucal, mas principalmente dos processos patológicos, objetivando que o paciente viva em saúde. Assim, por exemplo, ele conhece as bases para entender a importância de proteínas na formação do esmalte e do osso, além de seu possível uso terapêutico.

O conhecimento da estrutura das biomoléculas permite que o estudante valorize a importância da composição proteica específica da saliva para a manutenção da saúde bucal. Fornece também as bases para o entendimento de por que a sacarose é o açúcar mais cariogênico da dieta, ao passo que a lactose tem baixo potencial cariogênico.

CARBOIDRATOS

Os carboidratos (glicídeos, açúcares) são as biomoléculas mais abundantes na Terra e representam a principal fonte calórica de todo ser vivo. Sua oxidação é a principal via metabólica para produção de energia na maioria das células não fotossintéticas. Na forma de amido e glicogênio, funcionam como reserva energética das células vegetais e animais, respectivamente. Essa classe de biomoléculas tem relação direta com a cárie dental, pois carboidratos da dieta são metabolizados (fermentados) pelas bactérias presentes no biofilme dental, gerando ácidos que levarão à dissolução do mineral dos dentes.

Os carboidratos são classificados pela Organização Mundial da Saúde[1] em açúcares intrínsecos e extrínsecos. Intrínsecos são os açúcares naturais das plantas (amido, p. ex.) e do leite (lactose). Extrínsecos são aqueles agregados a produtos da dieta, e o mais comum deles é a sacarose (carboidrato extraído principalmente da cana de açúcar). O consumo excessivo de açúcar extrínseco é causa comum de várias doenças crônicas, como cárie dentária, diabetes, doenças cardiovasculares e obesidade, razão pela qual a OMS recomenda que sua ingestão não represente mais do que 10% das calorias ingeridas diariamente.[1]

ESTRUTURA QUÍMICA

Carboidratos são compostos orgânicos aldeídicos (FIG. 2.1A) ou cetônicos (FIG. 2.1B) polidroxilados. Daí serem classificados em duas grandes famílias: aldoses e cetoses.

Os carboidratos são também classificados pelo tamanho molecular em monossacarídeos, oligossacarídeos e polissacarídeos.

MONOSSACARÍDEOS

Os monossacarídeos, ou açúcares simples, consistem em uma única unidade de polidroxialdeído ou -cetona. São sólidos cristalinos, incolores, muito solúveis em água, insolúveis em solventes não polares, e muitos têm sabor doce. A palavra *sacarídeo* é derivada do grego e significa *açúcar*. O monossacarídeo mais abundante na natureza é a glicose (FIG. 2.2).

Os monossacarídeos podem ser classificados quanto ao número de carbonos na molécula, da seguinte maneira:

- **TRIOSES:** 3 átomos de carbono (p. ex., gliceraldeído, di-hidroxiacetona).
- **TETROSES:** 4 átomos de carbono (p. ex., eritrose, treose).
- **PENTOSES:** 5 átomos de carbono (p. ex., ribose, arabinose).
- **HEXOSES:** 6 átomos de carbono (p. ex., glicose, frutose, manose, gulose, galactose).
- **HEPTOSES:** 7 átomos de carbono (p. ex., sedoeptulose).

Muitos desses monossacarídeos diferem entre si apenas na posição da ligação da hidroxila e do hidrogênio aos carbonos (à direita ou à esquerda), o que os torna isômeros (moléculas com a mesma fórmula molecular, mas com fórmula estrutural e função diferentes), dando origem aos carboidratos das séries D ou L (isômeros ópticos). A grande maioria dos monossacarídeos da natureza é da série D (D-glicose, D-frutose, etc.), mas isso geralmente é omitido na nomenclatura dessas moléculas.

SAIBA MAIS

Para mais detalhes sobre a relação entre carboidratos e cárie dental, veja o Capítulo 5 deste livro, Biofilmes bucais e sua implicação em saúde e doença, e o livro Cariologia: conceitos básicos, diagnóstico e tratamento não restaurador.*

* MALTZ, M. et al. Cariologia: conceitos básicos, diagnósticos e tratamento não restaurador. São Paulo: Artes Médicas, 2016. (Série Abeno: Odontologia Essencial - Parte Básica).

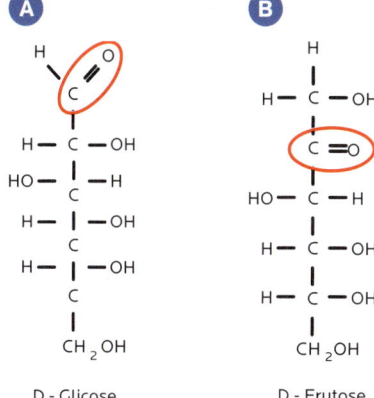

Figura 2.1 – Exemplos de aldose (A) e cetose (B), carboidratos contendo respectivamente grupamentos aldeído e cetona (em destaque). O esqueleto carbônico contém hidroxilas e hidrogênios ligados ao carbono, daí o nome de carboidrato.

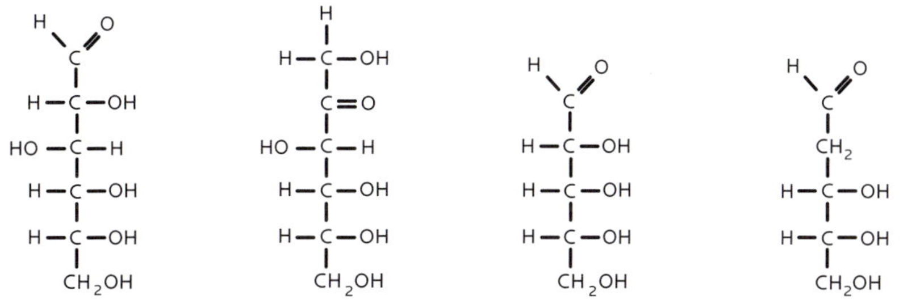

D-Glicose, aldo-hexose

D-Frutose, ceto-hexose

D-Ribose, aldopentose

2D-Desoxi-D-ribose, aldopentose

Figura 2.2 – Exemplos de monossacarídeos comuns.

Embora as trioses e as tetroses apresentem-se na natureza na forma linear, os monossacarídeos com 5 ou mais átomos de carbono ocorrem como estruturas cíclicas ou em anel (FIG. 2.3). Essa forma cíclica ocorre espontaneamente pelo rearranjo estrutural químico quando o grupo funcional do monossacarídeo ataca um dos grupos hidroxila da molécula, formando anéis cíclicos de 6 (piranosídicos) ou 5 (furanosídicos) faces. Ao se rearranjarem estruturalmente em formas cíclicas, os monossacarídeos de 5 ou mais carbonos formam outros dois isômeros, os quais são chamados α e β (FIG. 2.3). Esses isômeros estão em equilíbrio com a forma estrutural aberta (intermediário químico), por isso é dito que os grupos aldeídicos ou cetônicos de monossacarídeos de 5 ou mais carbonos estão "potencialmente livres".

A denominação α e β é importante para o entendimento dos tipos de ligações entre os monossacarídeos que compõem um polissacarídeo, porque se reflete nas propriedades e funções que esses polímeros apresentam na natureza. Assim, amido (amilose) e celulose são polímeros de glicose biologicamente distintos, mas que estruturalmente só diferem no tipo de ligação que mantém as moléculas de glicose unidas – α e β, respectivamente.

Os monossacarídeos, por terem grupo aldeídico ou cetônico livres (trioses e tetroses) ou potencialmente livres (5 ou mais carbonos), são agentes redutores, o que possibilita sua caracterização e quantificação laboratorial por meio de reações de óxido-redução.

OLIGOSSACARÍDEOS

Os oligossacarídeos consistem em dois (dissacarídeo) ou mais monossacarídeos unidos entre si covalentemente. A ligação química é chamada de ligação glicosídica, e é formada pela reação entre o carbono contendo o grupo funcional aldeídico ou cetônico (também chamado de anomérico) de um monossacarídeo e um dos grupos hidroxílicos (OH) do outro monossacarídeo. A ligação glicosídica se forma em uma reação de condensação com a liberação de uma molécula de água. Sacarose, lactose e maltose são os mais importantes dissacarídeos encontrados na natureza.

A sacarose, ou açúcar da cana, é um dissacarídeo formado por glicose e frutose (FIG. 2.4A). Ao contrário da maioria dos outros dissacarídeos, no

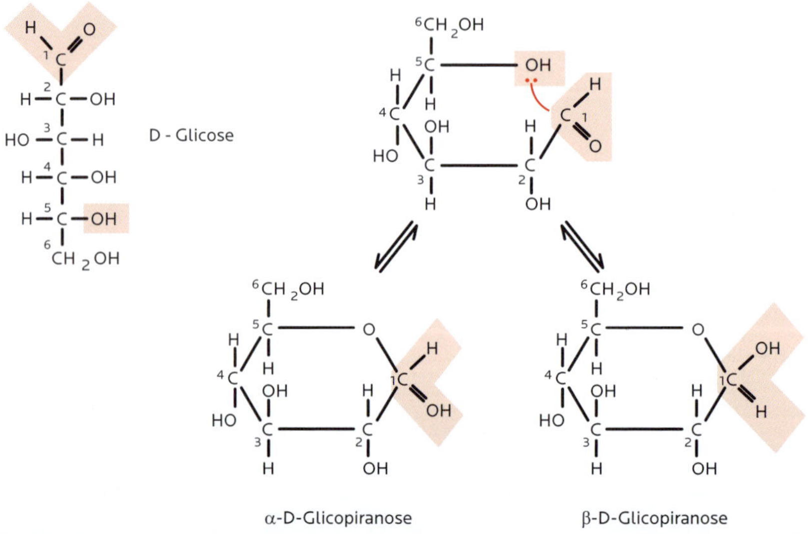

Figura 2.3 – Estrutura cíclica da glicose. Em solução aquosa, a molécula de glicose pode se interconverter em duas formas cíclicas, chamadas de α e β, dependendo da posição da hidroxila do carbono 1 (em destaque).

entanto, na sacarose a ligação glicosídica envolve não apenas o carbono que contém o grupo funcional aldeído da glicose (C1), mas também o carbono que contém o grupo funcional cetônico da frutose (C2). A ligação é do tipo α1 ⟷ β2, e a seta com duas pontas indica que os grupos funcionais de ambas as moléculas estão unidos entre si.

Trata-se de uma ligação glicosídica atípica que, quando hidrolisada, libera uma quantidade de energia maior do que as ligações glicosídicas convencionais. Isso tem importância na odontologia porque a sacarose é metabolizada por enzimas produzidas por bactérias do biofilme dental (glucosiltransferases, frutosiltransferases); a energia da quebra dessa ligação é usada para sintetizar polissacarídeos extracelulares, que compõem a matriz extracelular do biofilme dental, tornando-o mais cariogênico.

Assim, a sacarose é o mais cariogênico dos açúcares da dieta, pois, além de ser facilmente fermentada a ácidos pelas bactérias do biofilme dental, é a única que ao mesmo tempo serve de substrato para a síntese de polissacarídeos extracelulares (PECs) do biofilme. Outros açúcares, como os monosacarídeos glicose e frutose, são também rapidamente fermentados a ácidos pelo biofilme dental, mas não são transformados em PEC.

A lactose, presente naturalmente no leite, é um dissacarídeo formado por D-galactose e D-glicose **(FIG. 2.4B)**. Ela é hidrolisada pela lactase presente nas células da mucosa intestinal, sendo seus monossacarídeos metabolizados pelo organismo.

Do ponto de vista da cárie dental, a lactose é um açúcar fermentável pelas bactérias do biofilme dental, levando à produção de ácidos. No entanto, a capacidade de fermentação da lactose pelas bactérias do biofilme é lenta, resultando em baixa produção de ácidos. Em outras palavras, ao passo que açúcares como sacarose, glicose e frutose são rapidamente fermentáveis e diminuem o pH do biofilme dental a níveis abaixo do crítico para dissolução do esmalte (pH < 5,5) e da dentina (pH < 6,5), a fermentação da lactose induz a quedas de pH menos proeminentes. Além disso, lactose não é substrato para a produção de PECs pelo biofilme dental.

Isso tem implicações importantes quando se discute a cariogenicidade de açúcares da dieta. Muito se discute sobre a cariogenicidade do leite,

SAIBA MAIS

Para mais informações sobre o efeito deletério da sacarose no biofilme dental e no desenvolvimento de cárie, ver o Capítulo 5 deste livro, Biofilmes bucais e sua implicação em saúde e doença, e o livro Cariologia: conceitos básicos, diagnóstico e tratamento não restaurador.*

*MALTZ, M. et al. Cariologia: conceitos básicos, diagnósticos e tratamento não restaurador. São Paulo: Artes Médicas, 2016. (Série Abeno: Odontologia Essencial - Parte Básica).

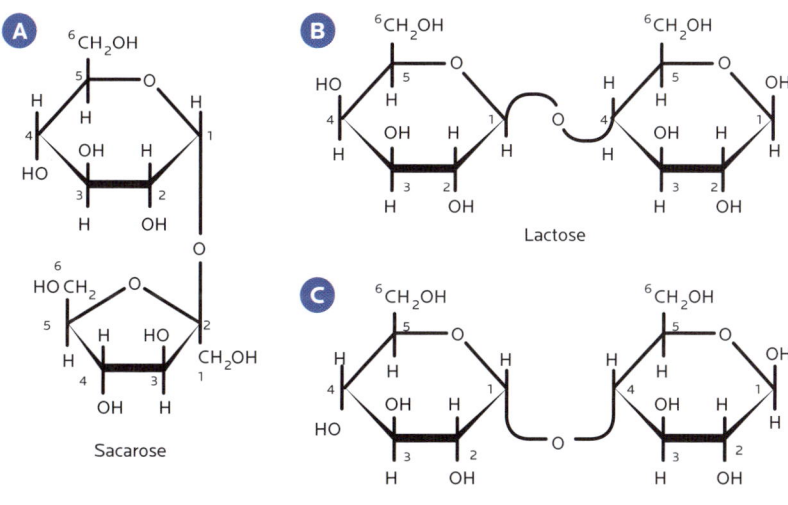

Figura 2.4 – (A) Sacarose, (B) lactose e (C) maltose.

inclusive do leite materno, que contém apenas lactose. Do ponto de vista bioquímico, a fermentação do leite materno não é capaz de causar queda de pH suficiente para a desmineralização do esmalte dental. Isso foi testado em um estudo *in vivo* com crianças livres de cárie ou com cárie ativa, em amamentação.[2] Mesmo em crianças que têm cárie ativa, ou seja, que possuem um biofilme dental cariogênico, não foi observada queda de pH significativa após a amamentação. Já a exposição do biofilme dental, em ambos os grupos, a uma solução de sacarose levou à significativa queda de pH (FIG. 2.5).

Também deve ser considerado que o leite, devido a sua alta concentração de cálcio e fosfato, é um alimento naturalmente anticariogênico. Além disso, a caseína do leite (e seus peptídeos) apresenta propriedades anticariogênicas, pois estabiliza cálcio e fosfato em condições supersaturantes para remineralizar o esmalte e a dentina, influenciar na formação de película adquirida, diminuir a atividade da glicosiltransferase e inibir o crescimento de microrganismos e a adesão bacteriana ao esmalte.

> **ATENÇÃO**
>
> Apesar de não ser considerada cariogênica para o esmalte, a lactose tem potencial para provocar lesões de cárie na dentina.

Apesar de não ser considerada cariogênica para o esmalte, a lactose tem potencial para provocar lesões de cárie em dentina. Isso é importante para indivíduos com superfície radicular exposta, ou seja, com exposição de tecido dentinário na cavidade bucal. A dentina é mais solúvel do que o esmalte (ver Cap. 1, Conceitos de pH, sistemas tampão e solubilidade: aplicação na odontologia), e uma menor queda de pH pode ser suficiente para sua dissolução.

A lactose não está presente apenas no leite, mas também é usada como excipiente em adoçantes em pó (sachê). Assim, indivíduos adultos ou idosos, que não estão sujeitos à cárie em esmalte, podem estar sujeitos à cárie em superfícies radiculares expostas se consumirem em alta frequência cafezinhos adoçados com esses produtos[3] (TAB. 2.1). Esse efeito cariogênico pode ser exacerbado também em indivíduos adultos e idosos que consomem medicamentos que resultam em redução do fluxo salivar (ver Cap. 3, Composição química e propriedades dos dentes).

Já a maltose é composta por 2 resíduos de glicose, unidos por uma ligação α(1 → 4) – entre o carbono 1 da primeira glicose, que contém o grupo funcional aldeído e está na forma α, e o carbono 4 da segunda glicose (FIG. 2.4C). A maltose pode ser originada pela hidrólise do amido (polissacarídeo formado por unidades de glicose, como apre-

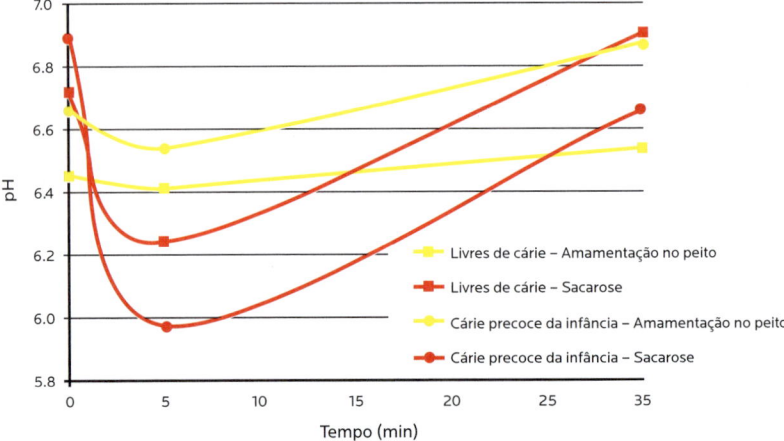

Figura 2.5 – Curvas de queda de pH no biofilme dental pela amamentação no peito e por exposição à solução de sacarose a 20%, em crianças livres de cárie e com cárie precoce da infância.
Fonte: Adaptada de Neves e colaboradores.[2]

TABELA 2.1 — Cariogenicidade da lactose para a dentina

Perda mineral (porcentagem de perda de dureza) da dentina exposta *in situ* durante 14 dias a tratamentos com água (controle negativo), adoçante (contendo lactose, gerando uma concentração de cerca de 1,5% de lactose ao ser diluído em água), lactose a 1,5% e sacarose a 1,5% (controle positivo).

Tratamentos	% perda dureza
Água	-20,5 ± 8,3
Adoçante (Zero-Cal®)	+12,3 ± 4,3
Lactose 1,5%	+12,8 ± 8,7
Sacarose 1,5%	+42,9 ± 8,3

Fonte: Aires e colaboradores.[3]

sentado a seguir). Assim, na cavidade bucal, quando a enzima amilase salivar atua no amido, pode haver a produção de maltose (ou mesmo moléculas livres de glicose), que são rapidamente fermentáveis (ver a seguir discussão sobre a cariogenicidade do amido).

Do ponto de vista nutricional, a maltose gerada pela digestão do amido – quer seja pela amilase salivar, quer seja pela amilase pancreática – será digerida pela enzima intestinal maltase, que é específica para a ligação $\alpha(1 \rightarrow 4)$, hidrolisando a maltose em 2 moléculas de D-glicose, que são absorvidas e caem na corrente sanguínea.

POLISSACARÍDEOS

A maior parte dos carboidratos encontrados na natureza ocorre na forma de polissacarídeos. Também chamados de glicanos, contêm mais de 20 unidades de monossacarídeos unidos por ligações glicosídicas, e alguns podem possuir longas cadeias com centenas ou milhares de unidades monossacarídicas. Podem ser classificados quanto aos monossacarídeos componentes da seguinte forma:

HOMOPOLISSACARÍDEOS: Contêm apenas um tipo de monossacarídeo; p. ex., amido e glicogênio, que são formados apenas por resíduos de glicose.

HETEROPOLISSACARÍDEOS: Contêm 2 ou mais tipos de monossacarídeos; p. ex., ácido hialurônico, que é encontrado no tecido conectivo e é formado por dois açúcares diferentes: ácido D-glicurônico e N-acetil-glicosamina.

Entre os polissacarídeos de reserva, o amido é encontrado nas células vegetais e é abundante em raízes tuberosas, como a batata, e em sementes, como o milho. Contém dois tipos de polímeros de glicose: amilose e amilopectina. A amilose é um polissacarídeo linear composto de D-glicoses (n ~ 300 unidades) unidas por ligações $\alpha(1 \rightarrow 4)$. A amilopectina, por outro lado, é ramificada, possuindo ligações glicosídicas principais $\alpha(1 \rightarrow 4)$ e ramificações $\alpha(1 \rightarrow 6)$.

O amido é considerado um carboidrato pouco cariogênico, pois, para ser fermentado na boca, ele tem de ser antes hidrolisado em unidades menores, como maltose e glicose, para se difundir pelo biofilme dental e ser transformado em ácidos. Embora essa hidrólise possa acontecer na boca pela ação da amilase salivar – enzima que hidrolisa ligações α(1→4) –, a fermentação final ocorrerá de forma mais lenta em comparação com açúcares prontamente fermentáveis, como glicose, frutose e sacarose. Dessa forma, o amido, assim como a lactose, é considerado muito pouco cariogênico para o esmalte,[4] mas pode ser cariogênico para a dentina.[5]

> **ATENÇÃO**
> Tem sido sugerido que a combinação de amido e sacarose é mais cariogênica do que o efeito isolado da sacarose.

Outro ponto importante a se considerar é que, na dieta humana, o amido pode ser consumido em produtos misturados com sacarose ou de forma intermitente, o que pode ter implicações em relação à cariogenicidade. Assim, tem sido sugerido que a combinação de amido e sacarose é mais cariogênica do que o efeito isolado da sacarose.[6] Isso tem sido atribuído ao fato de que PECs estruturalmente diferenciados seriam formados na matriz do biofilme dental quando da presença de produtos da hidrólise do amido e da sacarose.[6]

Além disso, produtos hidrolisados de amido são muito utilizados pela indústria alimentícia, com diferentes objetivos. Por exemplo, fórmulas infantis, embora não contenham sacarose, contêm como fonte de energia produtos da hidrólise do amido (as maltodextrinas), que muitas vezes têm um tamanho pequeno o suficiente para serem fermentados e baixarem rapidamente o pH do biofime dental. Já foi demonstrado que fórmulas infantis podem ser cariogênicas, mesmo quando não são adoçadas com sacarose[7] (ver Cap. 3, Formação do biofilme dental cariogênico e o desenvolvimento de lesões de cárie, do livro Cariologia: conceitos básicos, diagnóstico e tratamento não restaurador*).

* MALTZ, M. et al. Cariologia: conceitos básicos, diagnósticos e tratamento não restaurador. São Paulo: Artes Médicas, 2016. (Série Abeno: Odontologia Essencial - Parte Básica).

O glicogênio é o principal polissacarídeo de reserva nas células animais. À semelhança da amilopectina, é um polissacarídeo ramificado constituído de resíduos de D-glicose unidos por ligação α(1→4) nas regiões lineares e por α(1→6) nos pontos de ramificação. Seu número de ramificações é maior do que o da amilopectina, gerando uma molécula mais compacta. O glicogênio é especialmente abundante no fígado, chegando a 7% da massa úmida desse órgão, e também é encontrado no músculo esquelético.

O glicogênio presente no músculo é utilizado como uma reserva inicial para atividades físicas, ao passo que o glicogênio hepático é a reserva para manutenção dos níveis de glicose no sangue durante o período de jejum. Assim, logo após a alimentação, a ação do hormônio insulina faz a glicose ser retirada da corrente sanguínea e armazenada no fígado como glicogênio. No período de jejum, as reservas de glicogênio vão sendo gradativamente consumidas, pela ação do hormônio antagonista, o glucagon.

As bactérias também armazenam energia intracelularmente na forma de polissacarídeos, os quais são chamados de "tipo amilopectina ou glicogênio", por terem estrutura semelhante a estes. Esses polissacarídeos poderiam ser metabolizados pelas bactérias do biofilme dental durante períodos de jejum, mantendo – por exemplo, à noite – um baixo pH no biofilme dental e, assim, aumentando a cariogenicidade do excesso de açúcar ingerido durante o dia.

Além de amido e glicogênio, que são polissacarídeos de reserva energética, alguns polissacarídeos têm função estrutural, dando proteção, forma e suporte a células, tecidos e órgãos. A celulose é o polissacarídeo estrutural mais abundante, e é encontrada na parede celular protetiva das plantas. É um homopolissacarídeo linear não ramificado, composto por resíduos de D-glicose com ligações β(1→4), que não são hidrolisadas pelas α-amilases. Assim, a celulose não serve como fonte de energia para o homem. Outros polissacarídeos estruturais que podem ser citados são quitina, ácido hialurônico e aquele que compõe a parede celular das bactérias, formado por N-acetil-glicosamina e ácido N-acetilmurâmico.

No biofilme dental, encontram-se PECs, compostos por unidades de D-glicose com diferentes ligações glicosídicas (FIG. 2.6). Os PECs têm diferentes graus de solubilidade, dependendo da proporção de ligação α(1→3) (que conferem insolubilidade) em relação às ligações α(1→6) e α(1→4) (que conferem solubilidade à molécula). Os PECs insolúveis mudam a estrutura da matriz do biofilme formado, tornando-o mais cariogênico (ver Cap. 5, Biofilmes bucais e sua implicação em saúde e doença, e o livro Cariologia: conceitos básicos, diagnóstico e tratamento não restaurador*).

* MALTZ, M. et al. Cariologia: conceitos básicos, diagnósticos e tratamento não restaurador. São Paulo: Artes Médicas, 2016. (Série Abeno: Odontologia Essencial - Parte Básica).

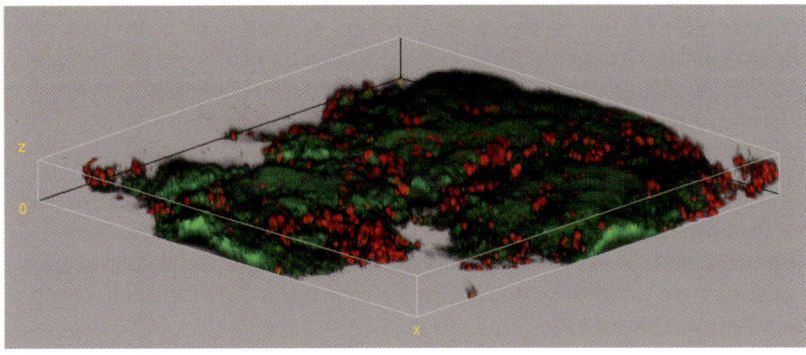

Figura 2.6 – Imagem de microscopia de varredura confocal a laser de biofilme de Streptococcus mutans formado na presença de sacarose sobre a superfície do esmalte dental. Em verde, as células bacterianas; em vermelho, os polissacarídeos extracelulares.

NUCLEOTÍDEOS E ÁCIDOS NUCLEICOS

Os nucleotídeos têm várias funções no metabolismo celular e, como polímeros, formam os ácidos nucleicos. Os nucleotídeos são compostos ricos em energia, que direcionam os processos metabólicos e também funcionam como sinais químicos e componentes de cofatores enzimáticos.

Os ácidos nucleicos – polímeros lineares de nucleotídeos – existem em dois tipos: ácido ribonucleico (RNA) e ácido desoxirribonucleico (DNA). O DNA e o RNA têm as mesmas funções universais em todas as células, participando do armazenamento, da transmissão e da tradução da informação genética. O DNA funciona como repositório da informação genética, ao passo que as diferentes espécies de RNA ajudam a traduzir essa informação em uma estrutura proteica.

NUCLEOTÍDEOS

NUCLEOTÍDEOS

Compostos ricos em energia que direcionam os processos metabólicos e funcionam como sinais químicos e componentes de cofatores enzimáticos.

Os nucleotídeos consistem em três partes: uma base orgânica nitrogenada, um açúcar com 5 átomos de carbono (isto é, uma pentose) e ácido fosfórico (FIG. 2.7). No DNA e no RNA, as bases nitrogenadas carregam a informação genética, ao passo que o açúcar e o grupo fosfato apresentam um papel estrutural, formando o esqueleto carbônico.

Figura 2.7 – Estrutura geral do nucleotídeo, mostrando a numeração e os tipos de pentose, e as bases púricas e pirimídicas.
Fonte: Nelson e Cox.[8]

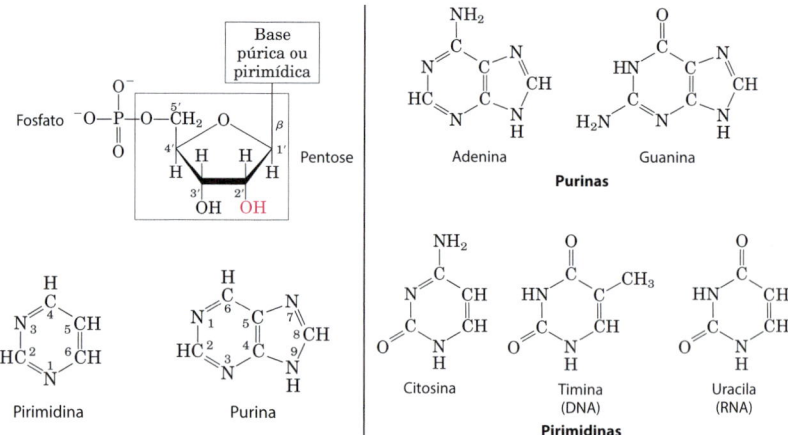

As bases nitrogenadas são derivadas de dois compostos heterocíclicos: pirimidina e purina (FIG. 2.7). As bases derivadas da pirimidina são citosina, timina e uracila. As bases derivadas da purina são adenina e guanina, e ambas são encontradas tanto no DNA quanto no RNA. O DNA contém duas bases pirimídicas: citosina e timina; o RNA contém duas bases pirimídicas: citosina e uracila.

Quanto ao açúcar presente nos nucleotídeos, as unidades desoxirribonucleotídicas do DNA contêm a 2'-desoxi-D-ribose, e as unidades ribonucleotídicas do RNA contêm a D-ribose. O prefixo desoxi- indica a ausência de um átomo de oxigênio no carbono 2 da pentose, como mostrado na FIGURA 2.7.

Os nucleotídeos são ácidos fortes, e a fosforilação dos ribonucleotídeos e dos desoxirribonucleotídeos ocorre na posição C-5', isto é, no carbono 5' do açúcar. As longas cadeias do DNA e do RNA são construídas a partir de apenas quatro diferentes tipos de unidades fundamentais – os desoxirribonucleotídeos ou os ribonucleotídeos, respectivamente – arranjados em uma sequência característica. Os nucleotídeos são idênticos em todas as espécies, sejam microrganismos, plantas ou animais.

 Os nucleotídeos, entretanto, não servem apenas como unidades fundamentais dos ácidos nucleicos, mas também como coenzimas e moléculas transportadoras de energia. A adenosina trifosfato (ATP) e seus produtos de hidrólise – adenosina difosfato (ADP) e adenosina monofosfato (AMP) – são nucleotídeos. Os nucleotídeos também apresentam outras funções: intermediários ativados em processos de biossíntese; componentes das coenzimas nicotinamida adenina dinucleotídeo (NAD), flavina adenina dinucleotídeo (FAD), e coenzima A (CoA); e reguladores metabólicos, como, por exemplo, AMP cíclico.

ESTRUTURA DOS ÁCIDOS NUCLEICOS

O DNA e o RNA são polinucleotídeos em que os resíduos de fosfato de cada nucleotídeo formam ligações diéster entre C-3' e C-5' das pentoses (FIG. 2.8).

 O grupo hidroxila 5' de uma pentose de uma unidade nucleotídica é ligado ao grupo hidroxila 3' da pentose do próximo nucleotídeo por uma ligação chamada fosfodiéster. Dessa forma, o esqueleto carbônico dos ácidos nucleicos consiste em grupos fosfato e pentose alternantes, ao passo que as bases nitrogenadas podem ser consideradas grupos laterais unidos ao esqueleto em intervalos regulares.

Uma característica importante é que as cadeias de DNA e RNA têm polaridade, ou seja, uma ponta ou extremidade da cadeia tem um grupo OH-5' livre, e a outra tem um grupo OH-3' livre.

Em 1953, James Watson e Francis Crick deduziram a estrutura tridimensional do DNA, que consiste em duas cadeias enroladas ao longo do mesmo eixo para formar uma dupla-hélice (FIG. 2.9). As cadeias correm em direções opostas, e o esqueleto hidrofílico, com grupos alternantes de desoxirribose e fosfato carregado negativamente, está no exterior da dupla-hélice.

As bases nitrogenadas – purínicas e pirimidínicas – são hidrofóbicas, e estão empilhadas no interior da dupla-hélice. As bases nitrogenadas de uma fita estão pareadas nos mesmos planos com as bases da outra fita, e suficientemente próximas para formar pontes de hidrogênio entre si. Os pares permitidos são adenina e timina; guanina e citosina. As duas cadeias polinucleotídicas antiparalelas da dupla-hélice do DNA não são idênticas na sua sequência de bases; pelo contrário, elas são complementares. Toda vez que uma adenina aparecer em uma cadeia, a timina é encontrada na outra; da mesma forma, toda vez que a guanina é encontrada em uma cadeia, a citosina é encontrada na outra.

Além das pontes de hidrogênio entre os pares de bases complementares, a dupla-hélice do DNA é mantida junta por interações hidrofóbicas, que forçam as bases empilhadas a se esconderem dentro da dupla-hélice, protegidas da água. As interações hidrofóbicas dão uma grande contribuição para a estabilidade da dupla-hélice. Todos os grupos fosfato do esqueleto polar da dupla-hélice estão ionizados e carregados negativamente em pH 7, tornando o DNA fortemente ácido. Essas cargas negativas são geralmente neutralizadas por interações iônicas com cargas positivas de proteínas ou íons metálicos.

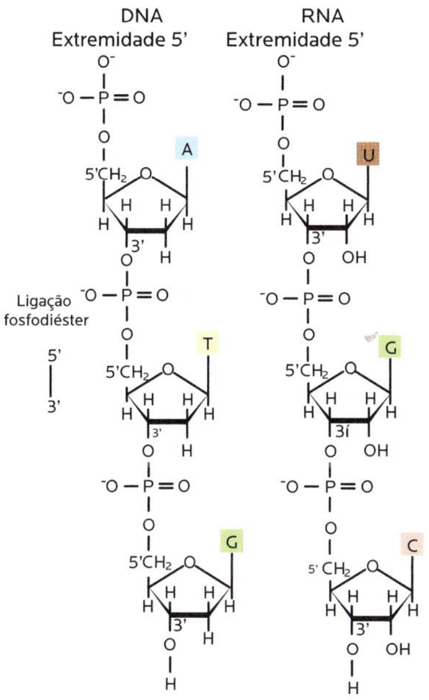

Figura 2.8 – Esqueleto covalente das estruturas de DNA e RNA, mostrando as pontes fosfodiésteres, ligando unidades nucleotídicas sucessivas.

PROPRIEDADES FÍSICAS E QUÍMICAS DO DNA

As duas fitas do DNA podem se separar quando as pontes de hidrogênio entre as bases pareadas e as interações hidrofóbicas se rompem. Quando essa molécula é submetida a extremos de pH ou temperaturas acima de 80 °C, o DNA sofre alteração física, isto é, é desnaturado.

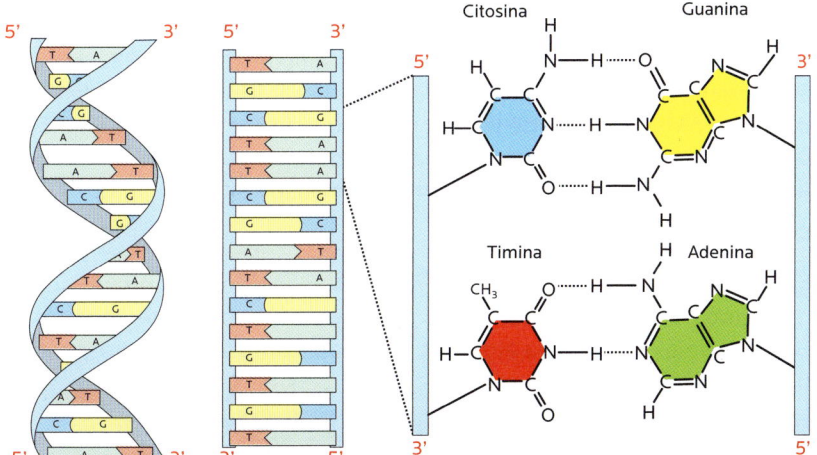

Figura 2.9 – Modelo de Watson-Crick para a estrutura do DNA.
Fonte: Adaptada de Madigan e colaboradores.[9]

Como resultado, a dupla-hélice se desenrola ao acaso, e as duas fitas se separam; nenhuma das ligações covalentes do esqueleto é rompida.

A desnaturação do DNA é facilmente reversível. Quando a temperatura ou o pH voltarem ao nível biológico, os segmentos desenrolados das duas fitas espontaneamente se enrolarão como um zíper ou se anelarão, produzindo a hélice intacta. O anelamento se refere ao processo de renaturação. Essa habilidade das duplas-hélices se desnaturarem e então anelarem é crucial para as funções biológicas do DNA.

FLUXO DA INFORMAÇÃO GENÉTICA

O DNA está principalmente confinado no núcleo, ao passo que a síntese de proteínas ocorre nos ribossomos presentes no citoplasma. Então, alguma molécula diferente do DNA deve transportar a mensagem genética do núcleo para o citoplasma a fim de que ocorra a síntese de proteínas. Essa molécula é o RNA, que é encontrado tanto no núcleo quanto no citoplasma. O DNA não é um molde direto para a síntese proteica. Os moldes para a síntese de proteínas são as moléculas de RNA, que são mais curtas do que as de DNA e muito mais abundantes na maioria das células. Existem três tipos de RNA, que podem ser distinguidos por sua composição característica, tamanho, propriedades funcionais e localização dentro da célula: RNA mensageiro, RNA transportador e RNA ribossômico.

O RNA mensageiro é o molde para a síntese de proteínas, isto é, é o intermediário que carrega informação para a síntese proteica. O RNA transportador conduz o aminoácido na sua forma ativada para o ribossomo; é uma molécula relativamente pequena, com cadeias de comprimento de 70 a 95 nucleotídeos. O RNA transportador funciona como um "adaptador" na síntese das ligações peptídicas, havendo, pelo menos, um RNA transportador específico para cada aminoácido. O RNA ribossômico também faz parte da máquina de sintetizar proteína. É o principal componente dos ribossomos e apresenta papel catalítico e estrutural.

REAÇÃO EM CADEIA DE POLIMERASE

A técnica de reação em cadeia de polimerase, conhecida como PCR (do inglês *polymerase chain reaction*), é usada em biologia molecular para amplificar (multiplicar) *in vitro* segmentos de DNA e gerar exponencialmente milhares de cópias de uma sequência específica dessa molécula (FIG. 2.10). A técnica foi desenvolvida em 1983 e é atualmente comum e indispensável em laboratórios clínicos e de pesquisa para uma grande variedade de aplicações. A técnica de PCR é baseada na habilidade da enzima DNA polimerase em sintetizar uma nova fita complementar de DNA com base na fita original.

Para a reação, são necessários os seguintes componentes:

TAMPÃO PARA REAÇÃO DE PCR: O principal objetivo é prover um pH ótimo para a reação, sem variações bruscas; pode conter magnésio (Mg^{2+}), que é cofator para algumas enzimas, como as polimerases usadas na reação.

DESOXIRRIBONUCLEOTÍDEOS TRIFOSFATO: Os dNTPs, do inglês *deoxyribonucleotide triphosphates,* são as unidades para a

> **LEMBRETE**
>
> A técnica de PCR é usada em biologia molecular para multiplicar *in vitro* segmentos de DNA e gerar exponencialmente milhares de cópias de uma sequência específica dessa molécula. É atualmente comum e indispensável em laboratórios para diversas aplicações relevantes, como pesquisa genética, medicina, ciência forense e microbiologia.

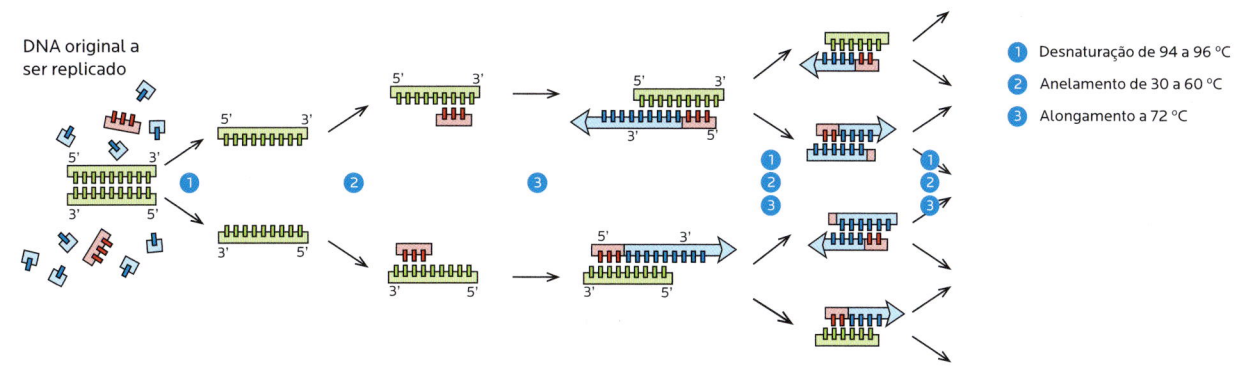

Figura 2.10 – Esquema da reação em cadeia da polimerase (PCR).

1. Desnaturação de 94 a 96 °C
2. Anelamento de 30 a 60 °C
3. Alongamento a 72 °C

síntese do DNA e devem estar presentes para a enzima polimerase catalisar a reação de síntese.

DUPLA FITA DE DNA: A qualidade e a quantidade do DNA são importantes, pois ele deve ser o mais puro possível e sem contaminação de outras fontes de DNA.

DNA POLIMERASE: A enzima da bactéria *Thermus aquaticus*, um termófilo (microrganismo com temperatura ótima para crescimento acima de 60 °C), é estável a 95 °C e permitiu a automatização do processo de PCR; essa enzima é chamada Taq polimerase. Existem diferentes DNA polimerases termoestáveis, isoladas de outras espécies termofílicas, e que apresentam características distintas, como a velocidade na qual a enzima faz a fita complementar ao DNA molde ou a acurácia com que a fita complementar está sendo sintetizada.

PRIMER: Curto oligonucleotídeo ao qual a DNA polimerase acrescenta o primeiro nucleotídeo, visto que essa enzima pode apenas adicionar um nucleotídeo em um grupamento hidroxila 3' preexistente.

Dessa forma, no começo da reação, uma alta temperatura é aplicada à molécula original da dupla fita de DNA de forma a separar as fitas **(FIG. 2.10)**. O DNA é inicialmente desnaturado a uma temperatura que atinge níveis entre 94 e 96 °C (etapa 1, desnaturação). Utilizando-se dois *primers* que hibridizam com as fitas opostas de DNA e são complementares com o início e o fim da sequência de DNA a ser amplificada, ocorre a etapa 2 (anelamento), em temperatura entre 30 e 60 °C. Posteriormente, a síntese de DNA é realizada a 72 °C sob ação da DNA polimerase a partir dos desoxirribonucleotídeos trifosfatos (etapa 3, extensão ou alongamento).

Essas três etapas se repetem, por 20 a 30 ciclos, permitindo a amplificação de um determinado segmento de DNA. O tamanho e a pureza do produto final de DNA pode ser analisado utilizando-se eletroforese em gel.

Aplicações relevantes da técnica de PCR estão nos campos de pesquisa genética, medicina, ciência forense e microbiologia. Alguns exemplos específicos da aplicabilidade da técnica de PCR são descritos a seguir.

TESTES DE PATERNIDADE

A técnica de PCR é amplamente utilizada em testes de paternidade. Amostras de DNA são coletadas do indivíduo e do suposto pai para verificar o grau de parentesco. Essas amostras podem ser obtidas a partir de células de diferentes tecidos, incluindo células da mucosa bucal, as quais apresentam a vantagem de serem facilmente coletadas. As células da mucosa bucal podem ser coletadas por meio de um bochecho vigoroso com solução de glicose a 3%, ou também por esfregaço da mucosa.

A técnica de PCR é utilizada para amplificar sequências de DNA em regiões específicas do genoma. Os fragmentos amplificados são comparados; caso haja semelhança entre os fragmentos amplificados, pode-se afirmar que o suposto pai é realmente o pai biológico, com a probabilidade de 99,99%.

CIÊNCIA FORENSE

Amostras de DNA provenientes da cavidade bucal, associadas à técnica de PCR, são também importantes para a ciência forense na identificação de criminosos e de vítimas em tragédias e desastres. Por exemplo, amostras de saliva coletadas de marcas de mordida no corpo de uma vítima podem ser utilizadas na identificação de um agressor; amostras de sangue e sêmen, presentes no local de crime, também podem ser utilizadas. Em grandes tragédias naturais e desastres em massa, em que há dificuldade de identificar as vítimas fisicamente, a técnica de PCR tem sido bastante utilizada.

O material genético deve apresentar mínima degradação para que a técnica seja viável. Quando comparada a outros tecidos, a polpa dental apresenta menor degradação em situações de exposição a temperatura e pressão extremas, devido à proteção fornecida pela estrutura e pela composição do dente. Assim, amostras de polpa de dentes de vítimas de explosões, bombardeios, quedas de avião e desastres naturais já foram utilizadas para a identificação de corpos.

DIAGNÓSTICO DE DOENÇAS VIRAIS

Outra importante aplicabilidade da técnica de PCR é no diagnóstico de doenças virais, a exemplo de dengue, zika e chikungunya. A partir de amostras de sangue, é possível verificar a presença dos vírus, mesmo em pequena quantidade.

O material genético dos vírus, quando composto de RNA é convertido em DNA **pela enzima transcriptase reversa**, tornando possível a utilização de *primers* específicos para amplificar fragmentos que detectem a presença dos vírus. Dessa maneira, o diagnóstico é possível ainda em estágio inicial da infecção.

COLONIZAÇÃO DA CAVIDADE BUCAL

A técnica de PCR propiciou também avanço no conhecimento dos microrganismos que colonizam a cavidade bucal. Na microbiologia clássica, o estudo dos microrganismos era embasado no cultivo em culturas. No entanto, hoje é sabido que nem todos são cultiváveis com os métodos convencionais de cultura.

Atualmente, cerca de 700 espécies bacterianas foram detectadas na cavidade bucal, tendo como base as sequências dos genes de RNA ribossômico 16S, os quais foram amplificados com a técnica de PCR.[10] Do total de espécies, aproximadamente 68% são cultiváveis e 32% são não cultiváveis, sendo apenas conhecidas como filotipos.

LIPÍDEOS

Os lipídeos diferem significativamente dos outros grupos de biomoléculas apresentadas até aqui, pois são um grupo de compostos quimicamente distintos. São substâncias orgânicas oleosas, que apresentam a pouca solubilidade em água como característica comum; são frequentemente denominadas gorduras. Têm como principais funções o armazenamento de energia e a estrutura das membranas biológicas, mas também atuam como moléculas sinalizadoras.

LIPÍDEO
Substância orgânica oleosa que apresenta pouca solubilidade em água. Atua como fonte de energia, como estrutura das membranas biológicas e como molécula sinalizadora.

ÁCIDOS GRAXOS

Vários tipos de lipídeos apresentam ácidos graxos em suas estruturas. Os ácidos graxos são ácidos orgânicos monocarboxílicos, que contêm um único grupo carboxila ionizável e uma cadeia de hidrocarboneto não polar (FIG. 2.11), que confere as propriedades de natureza gordurosa e insolúvel em água. Geralmente têm número par de átomos de carbono, de 4 a 36.

Os ácidos graxos podem ser saturados (carbonos unidos por ligações covalentes simples) ou podem apresentar uma ou mais duplas ligações (FIG. 2.11), que são chamadas de insaturações e não são conjugadas. Para a numeração dos átomos de carbono dos ácidos graxos, a carboxila é sempre numerada como 1, sendo os demais átomos numerados sucessivamente.

Quanto mais longa a cadeia do ácido graxo, maior seu ponto de fusão, ou seja, ácidos graxos de cadeia mais longa são normalmente sólidos em temperatura ambiente. Ácidos graxos saturados com número par e menos de 10 átomos de carbono são líquidos em temperatura ambiente. Em lipídeos animais típicos, o ácido graxo saturado mais abundante é o palmítico (C16), seguido pelo esteárico (C18).

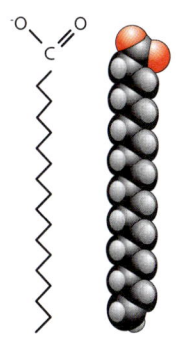

A insaturação nos ácidos graxos diminui seu ponto de fusão e aumenta sua solubilidade em solventes não polares. Todos os ácidos graxos não saturados comuns na natureza são líquidos em temperatura ambiente. Os dois ácidos graxos monoinsaturados mais abundantes nos lipídeos animais são o ácido oleico e o ácido palmitoleico.

As membranas biológicas são compostas por fosfolipídeos que contêm diferentes ácidos graxos. A composição desses ácidos graxos pode mudar em função do ambiente em que a célula está.

Na cavidade bucal, as bactérias são confrontadas com vários estressores ambientais, como, por exemplo, condições ácidas no biofilme dental devido ao metabolismo dos carboidratos da dieta. Uma estratégia-chave ácido-adaptativa empregada é a habilidade de alterar a composição da membrana em resposta à acidificação externa, o que foi extensivamente estudado em *Streptococcus mutans*.[11,13] À medida que o pH do biofilme dental cai, a composição

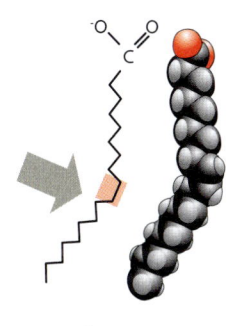

Figura 2.11 – Ácidos graxos saturado e insaturado. A seta indica a dupla ligação na forma geométrica cis.

de ácidos graxos da membrana desse microrganismo muda de um perfil predominantemente de ácidos graxos saturados de cadeia curta para um perfil contendo elevados níveis de ácidos graxos insaturados e de cadeia longa.[11,13]

Também já foi observado que, *in vitro*, o *S. mutans* se torna mais sensível ao pH ácido quando há perda de ácidos graxos insaturados de cadeia longa na sua membrana.[14] Assim, a composição de ácidos graxos da membrana de *S. mutans* é de fato importante para a patogênese do organismo.

TRIACILGLICERÓIS

Os triacilgliceróis (TAGs) também são chamados de acilgliceróis, triglicerídeos ou gorduras neutras. Constituem o grupo de lipídeos mais abundante nos animais. São ésteres de ácidos graxos com o álcool glicerol **(FIG. 2.12)**. Uma, duas ou três hidroxilas do glicerol podem ser esterificadas com ácidos graxos, o que lhes confere a designação de mono, di e triacilgliceróis. Os ácidos graxos que os compõem podem ser iguais ou diferentes (TAGs simples ou mistos).

Os TAGs são moléculas hidrofóbicas, não polares, pois não contêm grupos funcionais eletricamente carregados ou polares. Atuam principalmente como lipídeos de reserva e ocorrem como gotículas oleosas dispersas no citosol. Nos adipócitos, quantidades muito grandes de TAGs são armazenadas como gotículas de gordura, que preenchem quase todo o volume celular.

O principal componente da gordura bovina, chamado triestearina, é um triacilglicerol com apenas ácidos graxos saturados, e é um sólido gorduroso em temperatura ambiente. Os TAGs que contêm três ácidos graxos insaturados – óleo de oliva, por exemplo – são líquidos. A manteiga é uma mistura de TAGs de cadeia relativamente curta, que possuem pontos de fusão baixos, conferindo maciez a esse produto.

CERAS

As ceras são ésteres de ácidos graxos de cadeia longa, saturados ou insaturados, com alcoóis de cadeia longa. As ceras estão largamente distribuídas na natureza. São secretadas, por exemplo, pelas glândulas da pele, como uma capa protetora. Estão presentes no cabelo, na lã e nos pelos de animais. Também estão presentes nas penas dos pássaros aquáticos, impermeabilizando-as, e em frutos e folhas de plantas, para proteção contra desidratação e pequenos predadores.

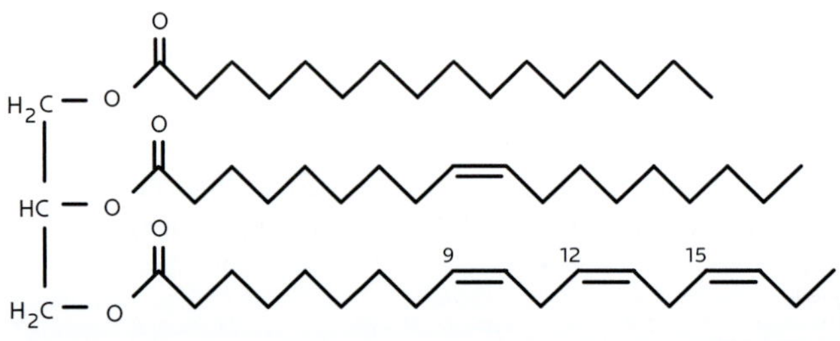

Figura 2.12 – Triacilglicerol misto.

LIPÍDEOS DE MEMBRANA

Os lipídeos de membrana, também denominados lipídeos polares, servem como elementos estruturais das membranas biológicas, nunca sendo armazenados em grandes quantidades. As membranas biológicas são compostas por uma bicamada lipídica, que age como uma barreira para a passagem de moléculas polares e íons.

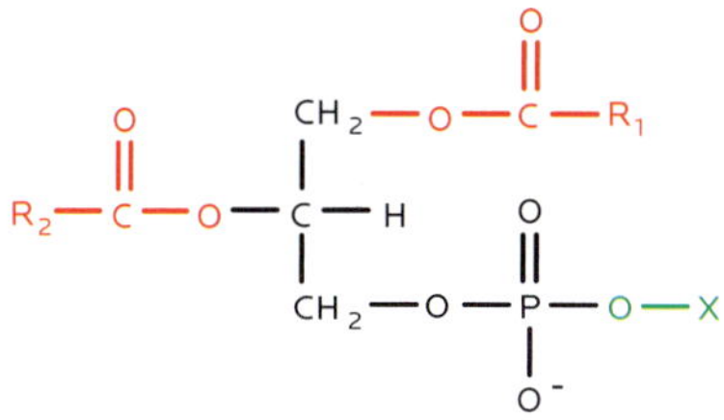

Os lipídeos de membrana possuem um grupo cabeça hidrofílico polar e caudas hidrofóbicas não polares. São, portanto, chamados de anfipáticos. A parte hidrofílica nesses compostos anfipáticos pode ser uma simples hidroxila em uma extremidade do anel esterol ou até estruturas mais complexas, como fosfato ou um oligossacarídeo. Os mais abundantes são os fosfolipídeos, que contêm ácido fosfórico na sua estrutura.

Os glicerofosfolipídeos, também chamados de fosfoglicerídeos, apresentam dois ácidos graxos unidos ao glicerol (FIG. 2.13). Um grupo altamente polar ou carregado está ligado ao terceiro carbono do glicerol. Em todos os compostos, um grupo cabeça está ligado ao glicerol, no qual o grupamento fosfato tem uma carga negativa em pH neutro. O álcool polar no grupo cabeça pode estar negativamente carregado, neutro ou positivamente carregado. Essas cargas contribuem para as propriedades de superfície das membranas.

Os esfingolipídeos também são componentes das membranas e possuem uma cabeça polar e duas caudas não polares. São compostos de uma molécula de ácido graxo de cadeia longa, uma molécula de aminoálcool de cadeia longa (esfingosina) e uma cabeça polar alcoólica (FIG. 2.14). O grupo da cabeça polar está ligado ao grupo

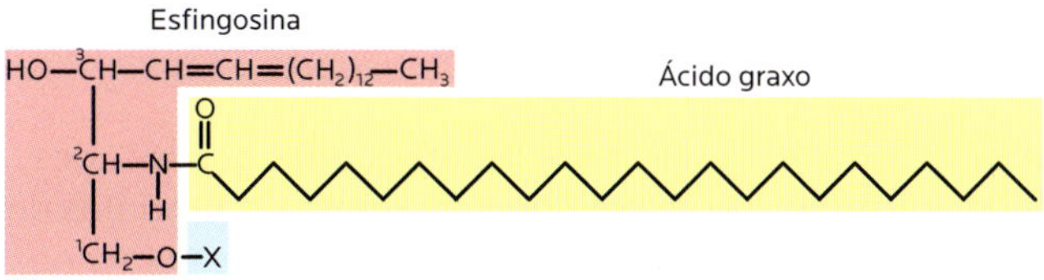

Figura 2.13 – Glicerofosfolipídeo.

Classe do esfingolipídeo	X (grupo polar)	Família X
Ceramida		—H
Esfingomielina	Fosfocolina	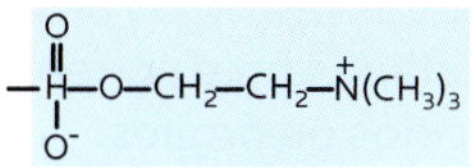 —P(=O)(O⁻)—O—CH$_2$—CH$_2$—N$^+$(CH$_3$)$_3$
Glicosilcerebrosídeo	Glicose	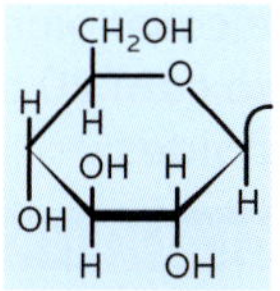 (glicose)
Lactosilcerebrosídeo	Di, tri ou tetrassacarídeo	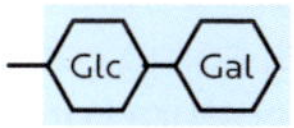 Glc—Gal
Gangliosídeo GM2	Oligossacarídeo complexo (contendo um ácido siálico)	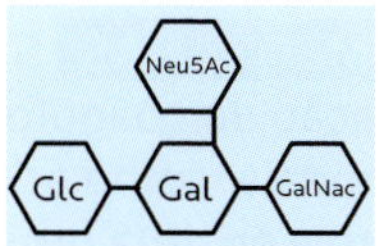 Glc—Gal—GalNac, Neu5Ac

Figura 2.14 – Estrutura geral dos esfingolipídeos.

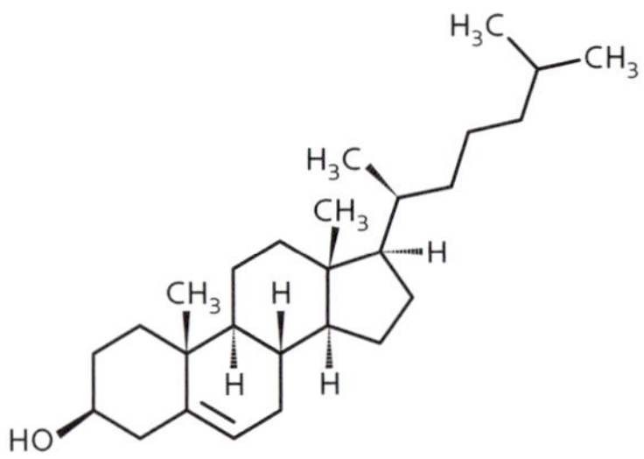

Figura 2.15 – Colesterol.

hidroxila da esfingosina, e o ácido graxo forma uma ligação amida com o grupo amino da esfingosina. Os carbonos C1, C2 e C3 da molécula de esfingosina são estruturalmente análogos aos três carbonos do glicerol nos glicerofosfolipídeos.

Existem três subclasses de esfingolipídeos, as quais diferem nos seus grupos cabeça:

ESFINGOMIELINAS: Estão presentes na membrana plasmática de células animais e são bastante encontradas na mielina. Contêm fosfocolina ou fosfoetanolamina como sua cabeça polar, e assim também são classificadas como fosfolipídeos.

GLICOLIPÍDEOS NEUTROS: Estão presentes em grande quantidade na face externa da membrana plasmática, e têm grupo cabeça com um ou mais açúcares. Aqueles com galactose são caracteristicamente encontrados nas membranas plasmáticas de células do tecido nervoso, e aqueles com glicose são encontrados em outros tecidos.

GANGLIOSÍDEOS: São os esfingolipídeos mais complexos e têm oligossacarídeos como suas cabeças polares. Pelo menos 60 diferentes esfingolipídeos foram identificados nas membranas celulares em humanos. Muitos destes são sítios de reconhecimento na superfície celular, e as moléculas de carboidrato de certos esfingolipídeos determinam o grupo sanguíneo.

Os esteróis, compostos caracterizados por um rígido núcleo esteroidal de quatro anéis hidrocarboneto unidos entre si, também fazem parte das membranas biológicas da maioria das células eucarióticas. O colesterol é o principal esterol nas células animais e é anfipático; possui um grupo cabeça polar (grupo hidroxila), e núcleo esteroidal e cadeia de carbono não polares **(FIG. 2.15)**. Além de fazerem parte da membrana, os esteróis podem ser precursores de várias moléculas com atividades biológicas específicas, como, por exemplo, hormônios esteroidais e ácidos biliares.

Alguns tipos de lipídeos, embora presentes em pequenas quantidades, desempenham papéis cruciais como cofatores ou sinais. Os produtos do metabolismo do ácido araquidônico são potentes hormônios parácrinos e têm um papel na febre, inflamação e dor, sendo estas duas últimas, assunto de extrema importância na odontologia.

Também chamados de eicosanoides, estes compostos atuam nas células próximas de onde ocorre sua síntese em vez de serem transportados pela corrente sanguínea para agir nas células em outros tecidos ou órgãos.

LEMBRETE

Os produtos do metabolismo do ácido araquidônico são potentes hormônios parácrinos e têm um papel relevante na febre, inflamação e dor.

Todos os eicosanoides são derivados do ácido araquidônico, que é um ácido graxo com 20 carbonos e poli-insaturado. Existem três classes de eicosanoides:

PROSTAGLANDINAS: Agem em vários tecidos, regulando a síntese do mensageiro intracelular AMP cíclico, e afetam um amplo espectro de funções, como contração do músculo liso do útero, fluxo sanguíneo, temperatura corporal, inflamação e dor.

TROMBOXANAS: São produzidas pelas plaquetas e agem na formação do coágulo sanguíneo. Os fármacos anti-inflamatórios não esteroidais, como ácido acetilsalicílico, ibuprofeno, entre outros, inibem a enzima prostaglandina H_2 sintase, também chamada de ciclo-oxigenase, que catalisa a reação do ácido araquidônico em prostaglandina e tromboxana.

LEUCOTRIENOS: Induzem a contração da musculatura lisa dos pulmões; sua alta produção pode causar ataques asmáticos.

PROTEÍNAS

A palavra *proteína* vem do grego (*protos*) e significa "primeiro" ou "o mais importante". As proteínas desempenham papéis centrais em todos os processos celulares e são constituídas a partir de 20 aminoácidos primários, ligados entre si por ligações covalentes, chamadas ligações peptídicas. Ocorrem em todas as células e em todas as suas partes.

AMINOÁCIDOS

Todos os 20 aminoácidos encontrados nas proteínas têm um hidrogênio, um grupo carboxila, um grupo amino e um grupo R lateral variável, ligados a um mesmo átomo de carbono, o carbono α. Assim, todos os aminoácidos têm um carbono assimétrico, ou seja, com quatro grupamentos distintos ligados a ele; a exceção é a glicina, cujo grupo R é um hidrogênio. Assim, o carbono α é um centro quiral, e os aminoácidos são oticamente ativos, podendo assumir duas formas isoméricas, caracterizando as formas D e L. Nas proteínas, encontram-se os L-estereoisômeros.

Os aminoácidos encontrados nas proteínas são chamados de padrão, primários, normais ou comuns, e podem ser classificados segundo a polaridade dos seus grupos R **(FIG. 2.16)** da seguinte forma:

GRUPOS R NÃO POLARES ALIFÁTICOS: Glicina, alanina, prolina, valina, leucina, isoleucina e metionina.

GRUPOS R NÃO POLARES AROMÁTICOS: Tirosina, triptofano, fenilalanina.

GRUPOS R POLARES NÃO CARREGADOS: Asparagina, serina, treonina, cisteína, glutamina.

GRUPOS R CARREGADOS NEGATIVAMENTE: Aspartato e glutamato.

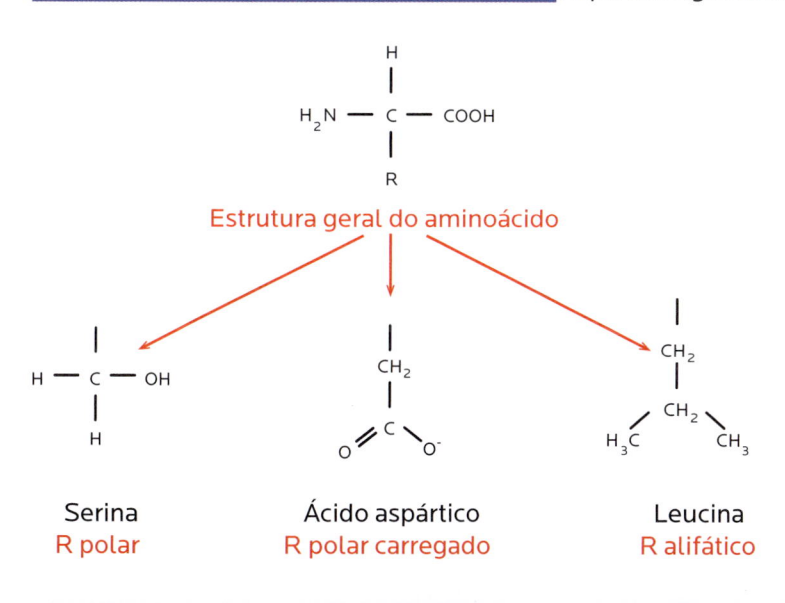

Figura 2.16 – Estrutura geral dos aminoácidos e três grupos R distintos.

GRUPOS R CARREGADOS POSITIVAMENTE: Arginina, lisina, histidina.

Aminoácidos podem ser metabolizados pelo biofilme dental, gerando produtos que elevam o seu pH, como amônia, entre outros. Assim, a produção de substâncias alcalinas no ambiente oral tem potencial para ser um fator endógeno importante para inibição de cárie dental. Antagonicamente à produção de ácidos pela fermentação de açúcares, o metabolismo de certos aminoácidos, como a arginina pelo sistema arginina deaminase presente em determinadas bactérias orais, leva a um aumento de pH no biofilme. Dessa forma, os metabólitos produzidos – como citrulina, ornitina, CO_2, ATP e, especialmente, amônia[15] – poderiam ajudar a reduzir a acidificação gerada a partir do metabolismo de carboidratos e seus efeitos e, assim, reduzir a cariogenicidade dos biofilmes orais.

A arginina é encontrada de forma livre na saliva em concentrações micromolares[16] e é também abundante em peptídeos e proteínas salivares. Além disso, tem sido adicionada em dentifrícios com o objetivo de diminuir a cariogenicidade do biofilme exposto a açúcar. Entretanto, atualmente não há um grande conhecimento sobre a microbiota capaz de gerar moléculas alcalinas no biofilme dental. Arginina tem sido agregada a dentifrício fluoretado no sentido de aumentar a eficácia físico-química do fluoreto no controle de cárie (ver Cap. 6, Mecanismo de ação do fluoreto); no entanto, embora haja estudos clínicos dando suporte a essa combinação, mais estudos são requeridos para uma recomendação definitiva.[17,18]

Além dos aminoácidos padrão, existem também os aminoácidos especiais, que são derivados destes e modificados depois que o aminoácido foi inserido na proteína. Alguns exemplos: 4-hidroxiprolina e 5-hidroxilisina, encontrados no colágeno, proteína fibrosa presente no tecido conectivo; 6-N-metil-lisina, constituinte da miosina, proteína contrátil do músculo.

Existem também cerca de 300 aminoácidos que são encontrados nas células, mas não estão presentes nas proteínas, como por exemplo, ornitina e citrulina, que fazem parte do ciclo da ureia.

PEPTÍDEOS

Os aminoácidos estão unidos por ligações peptídicas para formar os peptídeos e as proteínas. A ligação peptídica é uma ligação amida substituída, isto é, há remoção de uma molécula de água do grupo carboxila de um aminoácido e do grupo amino de outro aminoácido. Essa ligação é covalente e pode ser hidrolisada por enzimas chamadas proteases. As unidades de aminoácido em um peptídeo ou proteína são chamadas de resíduos de aminoácidos, devido à perda de uma molécula de água na ligação.

Em geral, os peptídeos se distinguem das proteínas por seu menor comprimento, embora o número de aminoácidos para definir um peptídeo e uma proteína possa ser arbitrário. Peptídeos geralmente são cadeias curtas de dois ou mais aminoácidos, ao passo que as proteínas são moléculas longas feitas de múltiplas subunidades, sendo também conhecidas como polipeptídeos. As proteínas podem ser digeridas pelas enzimas (assunto discutido adiante, neste capítulo) em fragmentos de peptídeos.

Nos sistemas biológicos, os peptídeos podem desempenhar atividades biológicas relevantes. Como exemplo, podem-se citar:

GLUTATIONA: 3 resíduos de aminoácidos – agente redutor que protege células dos efeitos danosos da oxidação.

ENCEFALINAS: 5 resíduos de aminoácidos – regula nocicepção.

BRADICININA: 9 resíduos de aminoácidos – inibe reação inflamatória.

VASOPRESSINA: 9 resíduos de aminoácidos – afeta volume sanguíneo.

INSULINA: 2 cadeias polipeptídicas com 30 e 21 resíduos de aminoácidos – regula níveis sanguíneos de glicose.

GLUCAGON: 29 resíduos de aminoácidos – regula níveis sanguíneos de glicose.

Proteínas secretadas pelas glândulas salivares são rapidamente hidrolisadas por proteases presentes na saliva, resultando em peptídeos. Esses peptídeos salivares podem ser encontrados na película adquirida, que recobre os dentes, em uma quantidade relativamente grande.

Pesquisas recentes sugerem que a presença desses peptídeos na película adquirida é funcionalmente importante, pois regiões específicas dessas proteínas são mantidas, podendo até mesmo apresentar atividade biológica aumentada.[19]

Entre os peptídeos encontrados na película adquirida, estão os derivados da estaterina, que inibem o crescimento do cristal de hidroxiapatita.[20] Também são encontrados peptídeos derivados da histatina 5, proteína salivar com ação antifúngica, propriedade mantida pelos seus peptídeos.[21] Esses achados podem contribuir para o desenvolvimento de peptídeos sintéticos para uso terapêutico contra cárie dental e doença periodontal.

CLASSIFICAÇÃO

As proteínas podem ser classificadas de diferentes formas, como por sua constituição e por sua forma.

Pela sua constituição, as proteínas podem ser simples ou conjugadas. As proteínas simples contêm apenas aminoácidos na sua estrutura; como exemplo, podem-se citar ribonuclease, albumina e queratina. Já as proteínas conjugadas possuem componentes não proteicos na sua estrutura, que são chamados de grupo prostético. Grupos prostéticos desempenham um papel importante, até mesmo crucial, nas funções das proteínas.

As proteínas conjugadas são classificadas de acordo com a natureza do seu grupo prostético: glicoproteínas têm um componente de carboidrato; lipoproteínas contêm moléculas de lipídeo; metaloproteínas contêm íons metálicos; e fosfoproteínas contêm grupos fosfato. Exemplos dessas proteínas podem ser encontrados na saliva, como as mucinas (glicoproteínas) e as proteínas ricas em prolina (fosfoproteínas).

LEMBRETE

Os grupos prostéticos das proteínas conjugadas desempenham um papel crucial nas funções das proteínas.

Com relação a sua forma, as proteínas são classificadas em fibrosas ou globulares. As proteínas fibrosas são moléculas insolúveis em água, compridas e filamentosas. Geralmente têm função estrutural ou de proteção; como exemplo, destacam-se a queratina e o colágeno. As proteínas globulares apresentam suas cadeias enroladas em forma globular ou esférica, e são solúveis em meio aquoso; as enzimas, as imunoglobulinas e as proteínas transportadoras, como hemoglobina e albumina, são exemplos.

FUNÇÕES

As mais variadas funções biológicas são exercidas pelas proteínas, desde atividade catalítica até transporte, passando por proteção e função estrutural. A seguir, são destacadas algumas dessas funções.

ATIVIDADE CATALÍTICA

As proteínas podem atuar como enzimas, isto é, catalisadores biológicos. Exemplos: amilase, lipase, sacarase e glicosiltransferase. A glicosiltransferase é uma enzima produzida por bactérias do biofilme dental, como *S. mutans*, que utiliza a sacarose como substrato para síntese de PECs.

NUTRIÇÃO E RESERVA

Certas proteínas servem como reservatório de nutrientes essenciais. Exemplos: a caseína do leite e a ovoalbumina da clara de ovo são fontes de nitrogênio.

TRANSPORTE

Muitas proteínas funcionam como transportadores de moléculas e íons através das membranas ou entre células. Exemplos:

- Bomba de sódio e potássio ATPase e transportador de glicose, presentes nas membranas plasmáticas.
- Hemoglobina, que transporta oxigênio dos pulmões para os tecidos.
- Lipoproteínas de baixa densidade (LDL, do inglês *low-density lipoprotein*) e de alta densidade (HDL, do inglês *high-density lipoprotein*), que transportam lipídeos no sangue do fígado para outros órgãos.

CONTRAÇÃO

As proteínas estão envolvidas nos movimentos celulares. Exemplos: actina e miosina, presentes no músculo esquelético; e tubulina, encontrada em cílios e flagelos.

ESTRUTURA

Proteínas estruturais frequentemente têm propriedades muito especializadas. O colágeno – principal componente do tecido conectivo – e a fibroína, por exemplo, têm força mecânica significativa. A elastina, proteína encontrada nas fibras elásticas, está presente nos vasos sanguíneos e na pele, que devem ser elásticos para funcionar apropriadamente.

REGULAÇÃO

A ligação de um hormônio ou fator de crescimento ao seu receptor na célula-alvo altera a função celular. Exemplos: insulina e glucagon são hormônios peptídicos que regulam os níveis sanguíneos de glicose; hormônios de crescimento, como fator de crescimento derivado de plaquetas e fator de crescimento epidérmico, estimulam crescimento e divisão celular.

DEFESA

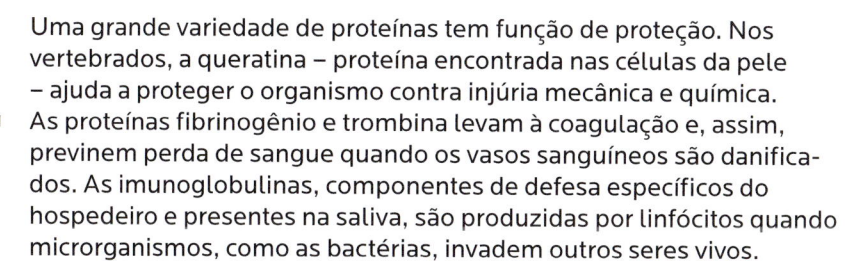

Uma grande variedade de proteínas tem função de proteção. Nos vertebrados, a queratina – proteína encontrada nas células da pele – ajuda a proteger o organismo contra injúria mecânica e química. As proteínas fibrinogênio e trombina levam à coagulação e, assim, previnem perda de sangue quando os vasos sanguíneos são danificados. As imunoglobulinas, componentes de defesa específicos do hospedeiro e presentes na saliva, são produzidas por linfócitos quando microrganismos, como as bactérias, invadem outros seres vivos.

TIPOS DE ESTRUTURAS

Os aminoácidos podem ser considerados o alfabeto da estrutura proteica; as proteínas diferem uma das outras devido ao número e à sequência de resíduos de aminoácidos. Assim, um polipeptídeo com uma sequência específica de aminoácidos enovela-se em uma estrutura tridimensional única, que determinará a sua função. Proteínas são moléculas extraordinariamente complexas, e sua estrutura pode ser considerada em quatro níveis: primária, secundária, terciária e quaternária.

A estrutura primária é definida pela sequência de aminoácidos nas cadeias polipeptídicas, que caracteriza todas as proteínas com um esqueleto idêntico de carbono e nitrogênio unidos pela ligação peptídica (FIG. 2.17). A diferença é a sequência de grupos R ligados a esse esqueleto.

A estrutura secundária designa o arranjo da cadeia polipeptídica no espaço e é estabilizada por pontes de hidrogênio, entre os átomos de

❶ **Estrutura primária**
cadeia polipeptídica (sequência de aminoácidos).

❷ **Estrutura secundária**
hélice e folha pregueada (com três cadeias polipeptídicas).

❸ **Estrutura terciária**
hélice e folha pregueada em formato 3D.

❹ **Estrutura quaternária**
a relação de várias cadeias polipeptídicas dobradas, formando uma proteína.

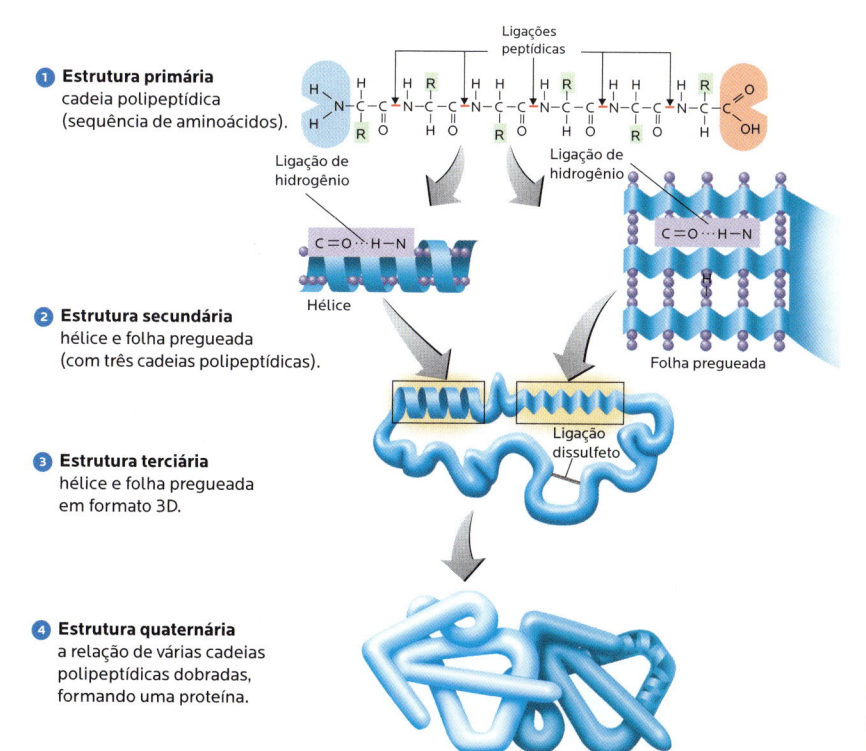

Figura 2.17 – Tipos de estruturas encontradas nas proteínas.
Fonte: Tortora e colaboradores.[22]

nitrogênio de um aminoácido e de oxigênio de outro aminoácido próximo no esqueleto polipeptídico. É a conformação de resíduos de aminoácidos sucessivos e próximos na cadeia polipeptídica. A α-hélice, uma estrutura na forma de hélice voltada para a direita, é um dos tipos proeminentes de estrutura secundária (FIG. 2.17) e predomina na α-queratina. Os grupos R dos aminoácidos estão voltados para fora da hélice, e alguns aminoácidos não permitem a forma dessa hélice.

Outro tipo de estrutura secundária bastante comum é a folha-β, que se forma quando duas ou mais cadeias polipeptídicas se alinham lado a lado. As pontes de hidrogênio neste caso se formam entre as cadeias adjacentes.

Um terceiro nível de complexidade na estrutura proteica resulta das interações entre os grupos R de aminoácidos distantes nas cadeias polipeptídicas. O termo *estrutura terciária* se refere à conformação tridimensional única que as proteínas globulares assumem à medida que se enrolam em suas estruturas nativas (biologicamente ativas) e aos grupos prostéticos (ou não) que podem estar inseridos (FIG. 2.17). As interações nessa estrutura incluem pontes dissulfeto, pontes de hidrogênio, interações eletrostáticas e interações hidrofóbicas, entre outras.

Vários tipos diferentes de estrutura secundária podem ser encontradas no interior da estrutura tridimensional de uma proteína. No interior da estrutura terciária da molécula de proteína, encontram-se inúmeras cadeias laterais hidrofóbicas de aminoácidos. Além disso, algumas proteínas consistem em duas ou mais cadeias polipeptídicas unidas por ligações tais como força iônica, ponte dissulfeto, ponte de hidrogênio e interações hidrofóbicas. A organização desses polipeptídeos para formar a proteína funcional é chamada de estrutura quaternária (FIG. 2.17).

As proteínas evoluíram para funcionar em um ambiente celular particular; condições diferentes daquelas encontradas na célula em questão podem resultar em alterações na estrutura da molécula. Assim, as estruturas secundária, terciária e quaternária podem ter suas ligações rompidas por certas condições físicas e químicas, tais como altas temperaturas (afetam principalmente pontes de hidrogênio) e valores extremos de pH (alteram a carga líquida da proteína, causando repulsão eletrostática e rompimento de pontes de hidrogênio).

A perda da estrutura tridimensional suficiente para levar à perda da função é chamada desnaturação e, em alguns casos, pode levar a proteína a se precipitar. Outros compostos que podem causar desnaturação das proteínas são solventes orgânicos, ureia e substâncias detergentes, que atuam principalmente rompendo ligações hidrofóbicas. Quando o agente desnaturante é removido, pode haver renaturação.

Entre as várias proteínas citadas, o colágeno merece ser destacado na área de odontologia. O colágeno (kolla, cola + -genes, produzido) é uma proteína encontrada tanto no tecido conectivo e na pele quanto nos músculos e nos ossos. É a proteína mais abundante do corpo humano, representando cerca de um terço do peso corporal seco; é o principal componente da cartilagem, dos ligamentos e dos tendões, e o principal componente proteico de ossos e dentes. Na dentina e no cemento, o colágeno é o mais importante compo-

SAIBA MAIS

Mais informações sobre o colágeno na composição dos dentes podem ser encontradas no Capítulo 3, Composição química e propriedades dos dentes.

nente orgânico, e representa 18% da composição da dentina em termos de peso.

O colágeno é composto por três cadeias polipeptídicas, entrelaçadas entre si, originando uma tripla-hélice (FIG. 2.18). Moléculas individuais de colágeno agrupam-se para formar fibras de colágeno, que são flexíveis e de grande força, mas não são elásticas. A quantidade de fibras de colágeno arranjadas é a característica peculiar de cada um dos diferentes tipos de tecido conectivo.

O colágeno tem composição e sequência de aminoácidos incomuns. A vitamina C é importante para a hidroxilação dos aminoácidos padrão lisina e prolina, formando os aminoácidos especiais 5-hidroxilisina e 4-hidroxiprolina, presentes na sua estrutura.

A deficiência de vitamina C causa o escorbuto, uma doença séria e dolorosa, na qual o colágeno defeituoso impede a formação de tecido conectivo forte. As gengivas sangram, com perda dos dentes, e há perda de coloração da pele e problemas no processo de cicatrização.

Na doença periodontal, que é um distúrbio crônico caracterizado pela interação entre os microrganismos periodontopatogênicos presentes no biofilme e a resposta inflamatória do hospedeiro, há um desequilíbrio entre o anabolismo (biossíntese) e o catabolismo (degradação) do colágeno, com destruição da matriz tecidual. A degradação da matriz do tecido periodontal, iniciada por colagenases bacterianas, é exacerbada pela ação de proteases tissulares produzidas por células inflamatórias.

Assim, a doença periodontal resulta de um desequilíbrio entre a atividade de enzimas proteolíticas, como as metaloproteinases (MMPs), e a capacidade de inibidores teciduais impedirem que o catabolismo do colágeno seja exacerbado. Dessa forma, o desafio é compreender melhor o papel dessas enzimas na doença periodontal e desenvolver inibidores que possam ser usados com sucesso na clínica.[24]

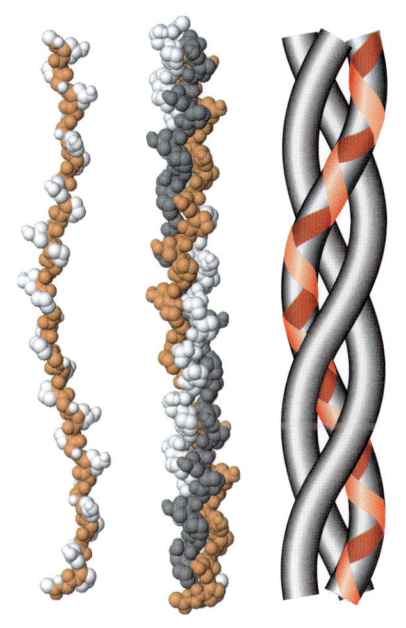

Figura 2.18 – Estrutura da tripla-hélice do colágeno.
Fonte: Lodish e colaboradores.[23]

ATENÇÃO

A deficiência de vitamina C causa o escorbuto, uma doença séria e dolorosa, na qual o colágeno defeituoso impede a formação de tecido conectivo forte.

ENZIMAS

Entre as condições fundamentais para a vida, destaca-se a habilidade que um organismo deve ter de catalisar reações químicas de modo eficiente. Os organismos vivos devem ser capazes de usar a energia do ambiente, e as reações químicas necessárias para a manutenção da vida não ocorreriam sem as enzimas.

O estudo dessas moléculas tem uma importância prática imensa, como, por exemplo, em algumas doenças nas quais a deficiência ou a ausência de uma ou várias enzimas está envolvida; na determinação da atividade de enzimas no sangue ou em tecidos para o diagnóstico de certas doenças; ou com relação a fármacos que apresentam seus efeitos biológicos por meio de interações com determinadas enzimas.

Com a função de acelerar reações químicas, as enzimas são proteínas altamente especializadas e com alto grau de especificidade pelos seus substratos. Todas as enzimas conhecidas são proteínas, com exceção das moléculas de RNA com ação catalítica. A maioria das reações nos sistemas biológicos não ocorre em velocidade perceptível na ausência de uma enzima.

ENZIMA

Proteína altamente especializada, com alto grau de especificidade pelos seus substratos, que tem a função de acelerar reações químicas.

Mesmo uma reação tão simples quanto a hidratação do dióxido de carbono é catalisada por uma enzima, a anidrase carbônica. A função de um catalisador é aumentar a velocidade de uma reação química por diminuição da energia de ativação, sem afetar o equilíbrio da reação. As reações catalisadas por enzimas são caracterizadas pela formação de um complexo entre substrato e enzima; a ligação do substrato na enzima ocorre no sítio ativo e é feita por ligações fracas.

Inicialmente, ainda no século 19, foi proposto que as enzimas fossem estruturalmente complementares aos seus substratos de forma que eles se encaixariam como "chave e fechadura". Entretanto, a enzima deve ser complementar ao estado de transição da reação, para que a reação seja catalisada. Isso significa que interações ótimas, por meio de forças fracas, entre o substrato e a enzima ocorrerão apenas no estado de transição. Algumas interações fracas são estabelecidas no complexo ES, mas a complementaridade total entre substrato e enzima será formada apenas quando o substrato atingir o estado de transição.

A atividade catalítica das enzimas depende da integridade da conformação da proteína nativa, isto é, se uma enzima for desnaturada ou se dissociar nas suas subunidades, a atividade catalítica estará comprometida. Na superfície do sítio ativo estão presentes resíduos de aminoácidos, cujos grupos R se ligam ao substrato e catalisam sua transformação química. O complexo enzima-substrato é central para a ação das enzimas.

Uma simples reação enzimática pode ser definida da seguinte forma:

$$E + S \longleftrightarrow ES \longleftrightarrow EP \longleftrightarrow E + P$$

Onde E, S e P representam a enzima, o substrato e o produto, respectivamente. ES e EP são complexos transitórios da enzima com o substrato e com o produto.

As enzimas são altamente específicas tanto nas reações que catalisam quanto nos substratos aos quais se ligam. Uma enzima normalmente catalisa uma única reação química ou um grupo de reações muito proximamente relacionadas. Considerando, por exemplo, as enzimas proteolíticas, a reação catalisada é a hidrólise de uma ligação peptídica.

No entanto, enzimas proteolíticas diferem fortemente no grau de especificidade do substrato. A tripsina é bem específica e catalisa a quebra da ligação peptídica no grupo carboxila dos resíduos de lisina e arginina apenas. A trombina, enzima que participa da coagulação sanguínea, é ainda mais específica, pois catalisa a hidrólise das ligações entre os resíduos de arginina e glicina somente em sequências peptídicas específicas.

As enzimas não alteram o ponto de equilíbrio e não são usadas ou transformadas durante a reação. Considerando uma reação reversível, qualquer enzima que catalise a reação S → P também catalisa a reação P → S. A velocidade da reação enzimática aumenta com o aumento da concentração do substrato até atingir a velocidade máxima.

Algumas enzimas requerem um cofator para serem ativas, que pode ser um íon, uma molécula orgânica ou ambos. Alguns exemplos de íons que se ligam a enzimas são cobre (Cu^{2+}), ferro (Fe^{2+}), magnésio

(Mg^{2+}), manganês (Mn^{2+}) e zinco (Zn^{2+}). A enzima amilase salivar tem como cofator o íon cloreto (Cl^-), que fortemente aumenta a sua atividade catalítica de hidrólise do amido.

A molécula orgânica ligada à enzima é chamada de coenzima. Alguns exemplos incluem coenzima A (CoA), flavina adenina dinucleotídeo (FAD), nicotinamida adenina dinucleotídeo (NAD) e lipoato. As coenzimas atuam como transportadores temporários de grupos funcionais específicos, como grupos amino, elétrons, íon hidreto, entre outros. Uma coenzima ou íon metálico que está fortemente ou covalentemente ligado a uma enzima é chamado de grupo prostético.

NOMENCLATURA E CLASSIFICAÇÃO

As enzimas podem ser nomeadas de várias formas. Muitas enzimas recebem seu nome pela adição do sufixo -ase ao nome do seu substrato ou descrição da sua atividade. Alguns exemplos incluem lactase, sacarase, acetilcolinesterase, urease, glicogênio fosforilase e DNA polimerase. Algumas enzimas têm nomes que não têm relação com seus substratos ou as reações que catalisam, como pepsina e tripsina.

As enzimas são classificadas pelas reações que catalisam. Um sistema para nomenclatura e classificação das enzimas foi adotado internacionalmente e divide as enzimas em seis classes principais, com base no tipo de reação catalisada:

OXIRREDUTASES: Transferência de elétrons, na forma de íon hidreto ou átomos de hidrogênio.

TRANSFERASES: Transferência de grupos.

HIDROLASES: Reações de hidrólise (transferência de grupos funcionais para a água).

LIASES: Adição de grupos a duplas ligações ou formação de duplas ligações por remoção dos grupos.

ISOMERASES: Transferência de grupos dentro de moléculas, produzindo formas isoméricas.

LIGASES: Formação de ligações C–C, C–S, C–O e C–N por reações de condensação acopladas à clivagem de ATP.

INIBIÇÃO ENZIMÁTICA

Os inibidores enzimáticos são moléculas que interferem no processo catalítico, tornando-o mais lento ou mesmo inibindo as reações enzimáticas. Considerando que as enzimas atuam em praticamente todos os processos nas células, não é surpreendente que a indústria farmacêutica tenha grande interesse nos inibidores enzimáticos. O ácido acetilsalicílico, por exemplo, inibe a ciclo-oxigenase, enzima que catalisa o primeiro passo na síntese de prostaglandinas, moléculas envolvidas no processo de inflamação e de dor.

Os inibidores reversíveis podem ser competitivos ou não competitivos **(FIG. 2.19)**. Os inibidores competitivos competem com o substrato pela ligação no sítio ativo, mas, uma vez ligados, não são transformados pela enzima. Quando o inibidor ocupa o sítio ativo, a ligação do substrato à enzima é impedida. Assim, esse tipo de inibição pode ser revertida ou diminuída pelo simples aumento da concentração do substrato.

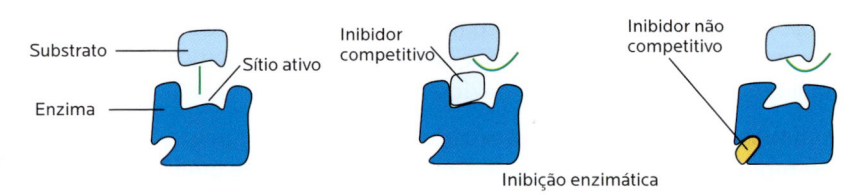

Figura 2.19 – Esquema mostrando a inibição reversível.

Os inibidores competitivos frequentemente têm estrutura química semelhante à do substrato. Um exemplo é a inibição da enzima succinato desidrogenase (do ciclo do ácido cítrico) pelo malonato (um análogo estrutural do succinato, o substrato da enzima). Na inibição não competitiva, o inibidor liga-se à enzima, mas em local diferente do sítio ativo; por meio dessa ligação, altera a conformação da molécula da enzima, produzindo uma inativação reversível do sítio catalítico.

Já os inibidores irreversíveis se combinam ou destroem um grupo funcional da enzima, importante para a sua atividade catalítica. A formação de uma ligação covalente entre o inibidor irreversível e a enzima é comum. Alguns inibidores irreversíveis reagem com grupos R específicos de aminoácidos no sítio ativo da enzima. Outros podem ser estruturalmente similares ao substrato e modificam covalentemente resíduos do sítio ativo. Ainda existem os inibidores suicidas, que se ligam à enzima como um substrato e são inicialmente metabolizados pela ação catalítica da enzima. Então, um intermediário quimicamente reativo é gerado, o qual inativará a enzima por modificação covalente.

ENZIMAS REGULATÓRIAS

As enzimas trabalham em cadeias ou sistemas sequenciais de reações químicas, e as células têm diferentes demandas que podem ser alteradas em função das necessidades do organismo. Como as enzimas guiam e regulam o metabolismo celular, sua atividade é cuidadosamente controlada. Assim, as enzimas regulatórias determinam a velocidade de toda uma sequência enzimática, por exemplo.

As enzimas regulatórias têm sua atividade modulada, isto é, sua atividade pode ser aumentada ou diminuída por vários tipos de sinais moleculares, e catalisam o passo mais lento ou limitante da velocidade. As atividades das enzimas regulatórias são moduladas em uma variedade de formas, e existem duas classes principais: enzimas alostéricas e enzimas reguladas por modificação covalente reversível.

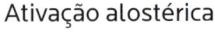

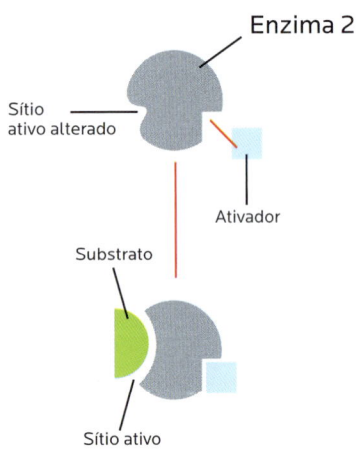

As enzimas alostéricas são reguladas de forma não covalente e reversível (FIG. 2.20). Em alguns sistemas multienzimáticos, a primeira enzima é inibida pelo produto final daquela via. Esse tipo de regulação é chamada de inibição retroativa (*feedback*), e esse é um dos vários tipos de regulação alostérica.

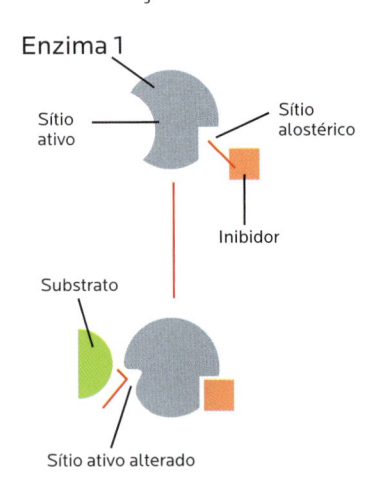

Um exemplo clássico é a biossíntese do aminoácido isoleucina a partir da treonina por cinco reações químicas. Quando a concentração de isoleucina atinge um nível suficientemente alto, a primeira enzima dessa via é inibida pela ligação da isoleucina em um sítio regulatório, o qual é diferente do sítio ativo onde o substrato treonina se liga. Essas enzimas normalmente têm múltiplas subunidades polipeptídicas e passam por mudança conformacional com a ligação do regulador. Existe comunicação entre o sítio de ligação para o modulador, também chamado de sítio alostérico, e o sítio catalítico.

Figura 2.20 – Esquema mostrando a regulação alostérica.

Existem ainda as enzimas reguladas covalentemente, isto é, cuja atividade é modulada por uma modificação covalente na molécula da enzima.

Diferentes grupos podem ser modificados, e as fosforilações de resíduos de aminoácidos específicos das enzimas regulatórias representam a maioria das modificações covalentes conhecidas. A fosforilação pode trazer alterações dramáticas na conformação proteica e, obviamente, na ligação ao substrato e posterior catálise.

Um exemplo clássico é a fosforilase do glicogênio, que hidrolisa as ligações glicosídicas entre as moléculas de glicose nesse polissacarídeo, que tem função de reserva energética e é armazenado principalmente no fígado. Essa enzima pode estar presente na forma "a" (fosforilada e ativa) ou "b" (não fosforilada e menos ativa), e sua atividade é modulada pela interconversão de suas formas ativa e inativa por modificação covalente da molécula da enzima.

As glicosiltransferases (Gtfs), enzimas produzidas e secretadas pelo *S. mutans*, têm um papel crítico no desenvolvimento do biofilme dental cariogênico.

As Gtfs se adsorvem à película adquirida formada na superfície dental e sintetizam PECs a partir do seu substrato, a sacarose. Esses PECs provêm sítios de ligação para os microrganismos e fazem parte da matriz extracelular do biofilme dental. Essas enzimas também se adsorvem à superfície de outros microrganismos presentes na cavidade oral, mesmo aqueles que não a produzem.

S. mutans expressa três Gtfs geneticamente distintas (GtfB, GtfC e GtfD); cada uma delas sintetiza um PEC estruturalmente distinto, e cada uma parece ter uma função diferente na formação do biofilme dental. Por exemplo, GtfB sintetiza um PEC insolúvel rico em ligações glicosídicas α-1,3; GtfC produz uma mistura de PECs solúveis (predominantemente com ligações α-1,6) e insolúveis; e GtfD sintetiza principalmente PECs solúveis.

As alterações conformacionais das Gtfs, quando aderidas a uma superfície, são complexas e modulam a patogênese da cárie dental, merecendo mais estudos e pesquisas.[7] Inibidores sintéticos da ação dessas Gtfs devem ser modelados considerando essas mudanças conformacionais.

CONCLUSÃO

O conhecimento da estrutura das biomoléculas e suas funções é imprescindível para a formação básica do estudante de odontologia e para que ele entenda o funcionamento do organismo. Esse aprofundamento em sistemas biológicos é fundamental para profissionais da área de saúde, como o cirurgião-dentista.

Em acréscimo, esse capítulo focou na aplicação dos conhecimentos básicos da estrutura e função das biomoléculas para questões da prática odontológica, como o entendimento da importância da saliva e suas proteínas para a manutenção da saúde bucal e do porquê de a sacarose ser o açúcar mais cariogênico da dieta. Assim, os mecanismos de desenvolvimento de uma doença como a cárie dental podem, de fato, ser compreendidos.

Atividades práticas

Os conhecimentos sobre carboidratos e sobre a enzima amilase apresentados neste capítulo podem ser trabalhados em atividades práticas que facilitam a visualização e o entendimento da teoria apresentada. A seguir estão dois roteiros de aulas práticas ministradas sobre esses assuntos pela área de Bioquímica na disciplina Biociências I, do currículo integrado do curso de Odontologia da FOP/Unicamp.

AULA PRÁTICA – CARBOIDRATOS

Nesta demonstração será possível verificar a presença de carboidratos em soluções (reação de caracterização de carboidratos de Molisch) e de açúcares redutores (reação de caracterização de açúcar redutor de Benedict). Também será possível quantificar açúcares totais (todo tipo de carboidrato presente) e açúcares redutores. É importante lembrar que açúcares redutores possuem grupos aldeídos ou cetônicos livres na sua estrutura podendo assim sofrer reação de oxidação. Diferentemente, os açúcares não redutores (como a sacarose) possuem esses grupamentos ligados entre si por uma ligação glicosídica atípica.
No entanto, podem se tornar redutores a partir do momento em que sofrem hidrólise ácida formando glicose e frutose.

MATERIAIS & REAGENTES

- Goma de mascar com açúcar
- Goma de mascar sem açúcar
- Refrigerante tipo cola convencional (com açúcar)
- Refrigerante tipo cola sem açúcar
- Soluções de glicose 1%, frutose 1% e sacarose 1%
- Tubos de ensaio
- H_2O purificada
- Reativo de Molisch (solução etanólica de alfa-naftol)
- Ácido sulfúrico (H_2SO_4)
- Reativo de Benedict ($CuSO_4$ em meio alcalino)
- Solução de fenol 5%
- Reativo de Somogyi e reativo de Nelson
- Espectrofotômetro

PROCEDIMENTO

Preparo das Amostras (deve ser realizado anteriormente à aula prática): Um tablete de cada chiclete deverá ser pesado e adicionado a frascos tipo erlenmeyer contendo aproximadamente 25 mL de H_2O. Os frascos deverão ser aquecidos a 100 °C, por 5 minutos, até dissolução do chiclete. Após esfriar, os extratos deverão ser filtrados em balões volumétricos de 100 mL e os volumes completados com H_2O.

Este extrato será utilizado para as reações de caracterização e quantificação de carboidratos nos produtos. Os refrigerantes não deverão sofrer nenhum tipo de processamento para as análises.

PARTE I - REAÇÕES DE CARACTERIZAÇÃO

1. Reação de caracterização de carboidratos (Molisch) – Aos tubos previamente enumerados de 1 a 6, adicione 1,0 mL dos conteúdos especificados para cada tubo, seguido de 1,0 mL de reativo de Molisch e agite. O ácido sulfúrico (H_2SO_4) deverá ser adicionado aos tubos pelo técnico do laboratório, devido ao risco de manipulação do reagente. O ácido sulfúrico deve ser adicionado lentamente pelas paredes do tubo. Após esta adição, **o tubo não deverá ser agitado.**

Reativos	Tubos/Conteúdos					
	1	2	3	4	5	6
	H_2O	Sacarose 1%	Refrigerante com açúcar	Refrigerante sem açúcar	Goma de mascar com açúcar	Goma de mascar sem açúcar
Reativo de Molisch	1,0 mL em todos					
H_2SO_4	2,0 mL em todos					
Resultado						
Interpretação						

2. Reação de caracterização de açúcar redutor (Benedict) – Aos tubos previamente enumerados de 1 a 9, adicione 0,50 mL dos conteúdos especificados para cada tubo. Aos tubos 5, 7 e 9 deve ser adicionado, pelo técnico do laboratório, uma gota de HCl concentrado e o conteúdo desses tubos devem ser aquecidos sob chama por 30 segundos. A seguir acrescente a todos os tubos 1,5 mL de reativo de Benedict, **agite** e aqueça em banho-maria a 100 °C por 6 minutos.

Reativos	TUBOS/CONTEÚDOS								
	1	2	3	4	5	6	7	8	9
	H_2O	Glicose	Frutose 1%	Sacarose 1%	Refrigerante com açúcar		Goma de mascar com açúcar		
HCl concentrado	-	-	-	-	1 gota	-	1 gota	-	1 gota
Aquecimento sob chama	-	-	-	-	30 s	-	30 s	-	30 s
Reativo de Benedict	1,5 mL em todos								
Aquecimento	Todos em banho-maria fervente por 6 minutos								
Resultado									
Interpretação									

PARTE II - REAÇÕES QUANTITATIVAS: DEMONSTRATIVAS

As dosagens de açúcar total e açúcar redutor do refrigerante com açúcar e da solução da goma de mascar com açúcar deverão ser previamente realizadas e explicadas durante a aula prática. Nos quadros abaixo estão descritos os reagentes e procedimentos realizados para a quantificação de açúcar total e de açúcar redutor.

1. Dosagem de açúcar total (método colorimétrico de Dubois e colaboradores[25])

Tubos	1	2	3	4	5	6	Refrigerante com açúcar	Goma de mascar com açúcar
H_2O (mL)	0,5	0,4	0,3	0,2	0,1	-	-	-
Glicose 100 µg/mL (mL)	-	0,1	0,2	0,3	0,4	0,5	-	-
Refrigerante (mL)	-	-	-	-	-	-	0,5	-
Goma de mascar (mL)	-	-	-	-	-	-	-	0,5
Solução de fenol 5% (mL)	0,5	0,5	0,5	0,5	0,5	0,5	0,5	0,5
H_2SO_4 conc. (mL)	2,5	2,5	2,5	2,5	2,5	2,5	2,5	2,5
	Esperar 20 minutos e ler no espectrofotômetro a 490 nm							
µg açúcar/mL	0,0	20	40	60	80	100		
% ou g/tablete	-	-	-	-	-			

Obs.: Para a dosagem de açúcar total, o **refrigerante com açúcar** foi diluído ____ **vezes** e o extrato da **goma de mascar com açúcar** foi diluído ____ **vezes**.

2. Dosagem de açúcar redutor (método colorimétrico de Somogyi-Nelson[26])

Tubos	1	2	3	4	5	6	Refrigerante com açúcar	Goma de mascar com açúcar
H_2O (mL)	1,0	0,8	0,6	0,4	0,2	-	-	-
Glicose 100 µg/mL (mL)	-	0,2	0,4	0,6	0,8	1,0	-	-
Refrigerante (mL)	-	-	-	-	-	-	1,0	-
Goma de mascar (mL)	-	-	-	-	-	-	-	1,0
Reativo de Somogyi (mL)	1,0	1,0	1,0	1,0	1,0	1,0	1,0	1,0
Banho-maria fervente	10 minutos, após esse tempo esfriar os tubos em água corrente							
Reativo de Nelson (mL)	1,0	1,0	1,0	1,0	1,0	1,0	1,0	1,0
H_2O (mL)	5,0	5,0	5,0	5,0	5,0	5,0	5,0	5,0
	Leitura no espectrofotômetro a 530 nm							
µg açúcar/mL	0,0	20	40	60	80	100		
% ou g/tablete	-	-	-	-	-	-		

Obs.: Para a dosagem de açúcar redutor, o **refrigerante com açúcar** foi diluído ____ **vezes** e o extrato da **goma de mascar com açúcar** foi diluído ____ **vezes**.

RESPONDA:

- Qual a concentração de **açúcar total** (%) no refrigerante com açúcar?
- Qual a quantidade de **açúcar total** (em gramas) em um tablete da goma de mascar com açúcar?
- Qual a concentração de **açúcar redutor** (%) no refrigerante com açúcar?
- Qual a quantidade de **açúcar redutor** (em gramas) em um tablete da goma de mascar com açúcar?

AULA PRÁTICA – ENZIMAS: ATIVIDADE DA AMILASE SALIVAR

Nesta aula prática, a atividade da enzima amilase salivar será determinada. Na primeira parte, a cinética de degradação do amido na presença de saliva será avaliada utilizando iodo como indicador da hidrólise do amido, uma vez que ele adquire cor azul quando na presença desse polissacarídeo. A perda da cor azul indica que o amido foi degradado.

Na segunda parte da aula, o efeito da temperatura, do pH e da presença de cofator na atividade da amilase salivar será avaliada. Nesse teste, a degradação do amido será observada por meio do teste com iodo e, também, pela formação de açúcar redutor (reação de Benedict), uma vez que os produtos da hidrólise do amido (amilodextrinas, maltodextrinas, maltose, glicose) têm capacidade redutora, enquanto que o amido é um carboidrato não redutor.

MATERIAIS & REAGENTES

- Saliva estimulada diluída 5× e 10×
- Amido 1% em NaCl 0,1 M
- Iodo (Lugol; I_2/I^-)
- HCl 0,4%
- Tampão pH 5,0
- Tampão pH 7,0
- NaOH 0,4%
- Reativo de Benedict
- Banho-maria a 4 °C, 37 °C e 100 °C

PROCEDIMENTO

PARTE I – ENSAIO QUALITATIVO DA ATIVIDADE ENZIMÁTICA

1. Colocar a goma-base na boca, mastigar por 2 min e **transferir** (cuspir) **toda a saliva** produzida para um copo plástico. **Isto deverá ser feito** por todos os componentes do grupo.

2. Transferir **todas as amostras de salivas** coletadas para um tubo de centrífuga e centrifugar por 5 min a 3000 g.
3. Acrescentar 4,0 mL de água purificada a um tubo de ensaio identificado como **Saliva dil. 5×** e transferir 1,0 mL do sobrenadante da saliva centrifugada para ele.
4. Colocar um erlenmeyer contendo 50 mL de amido a 1% no banho-maria a 37 °C por, no mínimo, 5 min.
5. Colocar 2 gotas de iodo nos 8 tubos codificados de 0 a 7, os quais estão em sequência na estante de tubos. Podem ser necessários mais ou menos quantidade de tubos, dependendo da atividade amilásica.
6. Acrescentar 3,0 mL de água purificada aos tubos 0 a 7 e agitar. A água ajudará a visualizar as diferenças de coloração.
7. Adicionar ao erlenmeyer a 37 °C 1,0 mL da saliva diluída 5× e agitar. Cronometrar o tempo e, **IMEDIATAMENTE**, pipetar 1,0 mL do conteúdo do erlenmeyer para o tubo 0 (tempo zero de reação).
8. De 2 em 2 minutos do tempo inicial (0, zero) retirar amostras de 1,0 mL do erlenmeyer, transferindo para os tubos sequencialmente numerados e observar a mudança de coloração da solução.
9. Interromper a coleta de alíquotas quando a cor atingida for igual à do iodo (levemente amarelado). Este tubo já está preparado e está na estante codificado por Controle Iodo (4,0 mL de água deionizada e 2 gotas de iodo). Na estante também há preparado outro tubo controle, denominado **Controle amido** (3,0 mL de água deionizada, 1,0 mL da solução de amido 1% e 2 gotas de iodo).
10. Anotar os resultados no quadro abaixo:

Resultados	TUBOS								
	Controle		0	1	2	3	4	5	n
	Iodo	Amido	0 min	2 min	4 min	6 min	8 min	10 min	n min
Cor									
Interpretação									

PARTE II - EFEITO DO pH, TEMPERATURA E COFATOR NA ATIVIDADE ENZIMÁTICA

1. Adicionar 1,0 mL da **saliva diluída 5×** a um tubo contendo 1,0 mL de água destilada e deionizada (a saliva ficará então diluída 10×).
2. Na estante há uma sequência de 8 tubos de vidro, numerados de 1 a 8, contendo 2,0 mL dos conteúdos especificados no quadro a seguir.
3. Dê sequência ao experimento.

SEQUÊNCIA	TUBOS/CONTEÚDO							
	1	2	3	4	5	6	7	8
	HCl 0,4%	Tampão pH 5,0	NaOH 0,4%	Tampão pH 7,0	Tampão pH 7,0	Tampão pH 7,0	Amido com Cl⁻	Amido sem Cl⁻
Saliva dil 10×	0,10 mL em todos - **Agitar**							
Amido 1%	2,0 mL						0	0
Água purificada	0						2,0 mL	2,0 mL
Incubação	37 °C				4 °C	100 °C	37 °C	
	Tempo (min) para atingir o ponto acrômico do experimento I							
Alíquotas	Transferir 0,25 mL de cada tubo para tubos com a mesma numeração contendo o reativo de Benedict (açúcar redutor). **NÃO colocar iodo nestes tubos!**							
Iodo	2 gotas em todos os tubos deste experimento							
Cor								
Interpretação da reação com Iodo								

CONTINUAÇÃO DO EXPERIMENTO

Reação de Benedict
(açúcar redutor)

(Nos outros 8 tubos contendo 0,75 mL do reativo de Benedict para os quais foram transferidos 0,25 mL de cada tubo acima)

Procedimento	Incubar por 5 min a 100 °C							
Cor								
Interpretação								

PARTE III – EFEITO DA TEMPERATURA NA REAÇÃO DO IODO COM AMIDO (DEMONSTRATIVA)

1. Aquecer o tubo Controle amido a 100 °C, observar as mudanças de cor e anotar.
2. Esfriar o tubo Controle amido, observar a mudança de cor e anotar.
3. Explique o ocorrido ao realizar as tarefas dos itens 1 e 2.

3

Composição química e propriedades dos dentes

Lina María Marín
Livia Maria Andaló Tenuta
Cínthia P. M. Tabchoury
Jaime A. Cury

OBJETIVOS DE APRENDIZAGEM

- Compreender os conceitos gerais sobre a composição química do esmalte, da dentina e do cemento, além das propriedades físico-químicas e mecânicas desses tecidos
- Conhecer as diferenças na resposta desses tecidos aos diferentes processos físico-químicos e biológicos que acontecem na cavidade bucal, como a perda ou o ganho de minerais durante os processos de cárie e erosão dental

Os dentes são as unidades estruturais da dentição, seja decídua ou permanente.

Eles estão compostos por tecidos duros, como o esmalte, a dentina e o cemento, e por tecidos moles, como a polpa dental.

O esmalte e a dentina são os principais tecidos mineralizados que compõem os dentes, ao passo que o cemento é considerado uma estrutura de suporte, servindo como ligação entre a superfície radicular e o ligamento periodontal.

COMPOSIÇÃO QUÍMICA DOS DENTES

O esmalte dental é um tecido acelular altamente mineralizado que cobre a superfície externa dos dentes, sendo a estrutura mais dura do corpo humano. Pelo fato de ser um tecido altamente mineralizado, ele é composto principalmente por material inorgânico – diferentemente da dentina e do cemento, que contêm aproximadamente dez vezes mais matéria orgânica do que o esmalte (TAB. 3.1).

PARA PENSAR

Água e matéria orgânica correspondem a 5% da composição do esmalte em peso. Porém, considerando a densidade 3 g/cm³ do esmalte, isso corresponde a 15% em volume, o que confere ao esmalte a propriedade de ser um sólido poroso. Devido a essa porosidade, há difusão de ácidos para o interior do esmalte, induzindo a dissolução do mesmo. Entretanto, além dos ácidos também há difusão de íons cálcio (Ca^{2+}), fosfato (PO_4^{3-}) e fluoreto (F^-) através do esmalte para tentar reverter a desmineralização provocada.

TABELA 3.1 — **Composição química do esmalte, da dentina e do cemento (% do peso)**

Composição	Esmalte	Dentina	Cemento
Matéria inorgânica	95	75	70
Matéria orgânica	2	20	22
Água	3	5	8

COMPOSIÇÃO INORGÂNICA DOS DENTES

Os dentes, à semelhança de outros tecidos mineralizados do organismo humano, são basicamente compostos de sais de cálcio e fosfato. Entre os diferentes sais possíveis de existir nesses tecidos, predomina a hidroxiapatita (HA), cuja fórmula estequiométrica está descrita a seguir, a qual se repete milhões de vezes (n) na estrutura cristalina dos dentes:

$$[(Ca^{2+})_{10}(PO_4^{3-})_6(OH^-)_2]_n$$

Os cristais de HA estão constituídos por pequenas unidades conhecidas como células unitárias. Nessas células unitárias, os íons se organizam da seguinte maneira: no eixo central se encontra a hidroxila (OH^-), que está inserida em um triângulo de íons de Ca^+, que por sua vez estão rodeados por um triângulo de íons PO_4^{3-}. Tanto a OH^- quanto o triângulo de íons Ca^{2+} e PO_4^{3-} estão cercados por um hexágono de íons Ca^{2+} (FIG. 3.1).

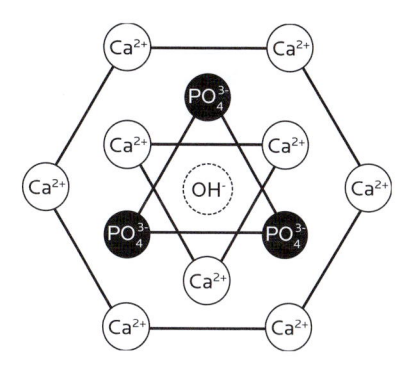

Figura 3.1 – Estrutura hexagonal da célula unitária no cristal de hidroxiapatita. Diagrama unidimensional da organização dos íons cálcio e fosfato ao redor do eixo central de hidroxila.

Os cristais são longos e finos no esmalte (1 mm × 50 nm × 25 nm), e menores na dentina e no cemento (100 × 30 × 5 nm). O tamanho dos cristais determina sua área de superfície em cada tecido e, portanto, a reatividade dos cristais com os elementos como o F^-, presentes no fluido tissular, e a propriedade de solubilidade, discutida previamente no Capítulo 1, Conceitos de pH, sistemas tampão e solubilidade: aplicação na odontologia.

Nos dentes, os cristais não se encontram como HA pura, já que esta sofre modificações pela incorporação, durante a mineralização pré-eruptiva, de outros íons, tais como F^-, carbonato (CO_3^{2-}), magnésio (Mg^{2+}) e sódio (Na^+). De fato, quando se analisa a composição inorgânica dos tecidos dentais (TAB. 3.2), os principais elementos químicos e íons encontrados são Ca^{2+}, PO_4^{3-} e CO_3^{2-}. Outros elementos presentes em menor proporção, chamados de elementos secundários ou traços, como flúor (F), chumbo (Pb), zinco (Zn), ferro (Fe), antimônio (Sb), cloreto (Cl) e silício (Si), encontram-se em altas concentrações na superfície do esmalte e na junção amelodentinária; Na^{2+} e Mg^{2+} estão em maior quantidade perto da junção amelodentinária no esmalte e na dentina e da junção cementodentinária no cemento. Além desses elementos, estrôncio (Sr), cobre (Cu), alumínio (Al) e potássio (K) são encontrados uniformemente ao longo da estrutura do esmalte e da dentina.

As diferenças na distribuição dos elementos secundários ao longo da estrutura dos tecidos mineralizados dentais são atribuídas às variações nas concentrações no fluido tissular e na atividade metabólica das células formadoras desses tecidos durante o processo de desenvolvimento dos dentes. Além disso, esses elementos continuam se incorporando nos dentes mediante o processo de troca iônica durante o período pré-eruptivo, no qual os dentes ficam em contato com os líquidos teciduais.

Pós-eruptivamente, podem ocorrer reações simples de troca iônica no esmalte, como reestruturação por dissolução e reprecipitação de novos minerais (ver Cap. 4, Composição, funções e propriedades da saliva, para mais informações sobre as interações químicas entre o dente e os fluidos bucais). Os íons que se incorporam no esmalte pós-eruptivamente podem vir da saliva e de alimentos e bebidas;

TABELA 3.2 — **Distribuição dos elementos químicos e íons que compõem a porção inorgânica de esmalte, dentina e cemento (% do peso seco)**

Elemento	Esmalte	Dentina	Cemento
Ca	37	28,2	26
P	18	13,5	13
CO_3^{2-}	2-3,6	5,6	5,5
Na	0,3-0,9	0,7	*
Mg	0,3-0,6	0,9	0,45
Cl	0,2-0,3	0,4	*

*Desconhecido

os íons no plasma podem se incorporar na dentina por meio da superfície pulpar e no cemento por meio do ligamento periodontal.

Um bom exemplo dessas variações é o gradiente de distribuição do F^- ao longo da estrutura do esmalte, da dentina e do cemento, refletindo os diferentes mecanismos de incorporação dos íons nessas estruturas. No esmalte, a concentração de F^- é maior na superfície externa e menor no seu interior; na dentina, a concentração desse íon é maior na junção amelodentinária e na superfície pulpar; e, no cemento, essa concentração é maior do que na dentina radicular.

Assim, o mineral dental formado pré-eruptivamente, considerando seus componentes majoritários e aqueles implicados com as propriedades do esmalte, principalmente solubilidade, é melhor descrito como uma apatita carbonatada fluoretada, cuja fórmula estequiométrica é:

$$[(Ca^{2+})_{10}(PO_4^{3-})_6(OH^-)(CO_3^{2-})F]_n$$

Na apatita carbonatada fluoretada, os íons F^- substituem as OH^- no cristal, e o CO_3^{2-} pode substituir tanto as OH^- quanto os íons fosfato. Por outro lado, o Mg^{2+} e o Na^+ se incorporam na estrutura dos cristais sem necessidade de substituir outros íons. Estes e outros elementos que compõem esses tecidos podem também estar adsorvidos à superfície dos cristais. Porém, essas substituições não alteram a configuração estrutural dos cristais.

Durante o desenvolvimento dos dentes, se houver F^- disponível no sangue, este é incorporado nos cristais dos tecidos dentais. A incorporação de F^- no eixo central da célula unitária da HA diminui a distância entre as células unitárias localizadas abaixo e acima desta, fazendo o cristal ser mais estável. Além disso, esses cristais têm um diâmetro maior do que a apatita não fluoretada.

Pelo fato de ter maior conteúdo de F^- e ser menos solúvel, no passado foi atribuído ao fluoreto incorporado no esmalte na forma de fluorapatita (FA) a razão para seu efeito anticárie. Porém, como explicado previamente, o F^- apresenta um gradiente de distribuição ao longo da estrutura do esmalte, sendo sua concentração maior na superfície anatômica do dente (FIG. 3.2). Embora a maior concentração de flúor esteja na superfície externa do esmalte, a substituição da OH⁻ pelo F⁻ é de 5 a 10% nos cristais do esmalte, formando uma **apatita fluoretada**, e não FA. Desse modo, o mineral de um dente humano, mesmo que seja formado em presença de concentrações altas e constantes de F⁻, **não contém FA pura**; se houvesse no esmalte FA, esse teria 38.000 ppm F. Assim, a solubilidade do esmalte não é substancialmente alterada pela incorporação de fluoreto.

Com relação à organização dos cristais nos tecidos mineralizados dentais, no esmalte os cristais se agrupam formando prismas, uma estrutura com formato de hastes que o atravessa ininterruptamente ao longo da sua espessura, perpendicularmente à superfície dental. Nos prismas, os cristais estão orientados paralelamente ao seu eixo longitudinal na cabeça do prisma, ao passo que, na cauda, os cristais têm diferentes orientações e inclinações (FIG. 3.3). Na dentina e no cemento, os cristais têm menores níveis de organização cristalina, os quais estão orientados paralelamente ao eixo longitudinal das fibras de colágeno.

Nos tecidos mineralizados dentais, existem dois tipos de água: água de hidratação (água frouxamente ligada) e água semicristalina (água fortemente ligada). A água de hidratação é aquela ligada à matéria orgânica, e a água semicristalina é aquela que forma uma camada de hidratação ao redor dos cristais, servindo como ligação para o hidrogênio. Pela água de hidratação ocorre a difusão de íons pelo esmalte nos dois sentidos, saída e entrada.

COMPOSIÇÃO ORGÂNICA DOS DENTES

O esmalte contém tanto proteínas solúveis quanto insolúveis, as quais correspondem a pequenos fragmentos das proteínas (peptídeos) próprias do desenvolvimento do esmalte, processadas durante a amelogênese. Esses peptídeos são oriundos da degradação das proteínas amelogenina e enamelina por enzimas proteolíticas durante a maturação do esmalte, facilitando o crescimento transversal dos prismas.

Após a proteólise, ainda permanecem peptídeos e resíduos de aminoácidos no espaço interprismático. Os principais aminoácidos encontrados na fração de proteínas solúveis pertencem à amelogenina – uma proteína hidrofílica –, e são prolina (Pro), glicina (Gly), ácido glutâmico (Glu) e ácido aspártico (Asp). Os aminoácidos encontrados na fração de proteínas insolúveis, como a enamelina – uma proteína hidrofóbica – são prolina (Pro), glutamina (Gln), histidina (His) e leucina (Leu). Adicionalmente, o esmalte contém hidroxiprolina, um aminoácido próprio do colágeno, indicando contaminação por dentina na análise.

Além dos componentes orgânicos descritos previamente, o esmalte contém lipídeos e citrato, este último principalmente na superfície externa e perto da junção amelodentinária.

Na dentina, aproximadamente 20% do seu peso corresponde a material orgânico, e no cemento essa porcentagem é de 25%. O principal componente orgânico da dentina e do cemento são as fibras de colágeno, maioritariamente do tipo I (18%), com algumas fibras de colágeno tipos III e IV.

LEMBRETE

A substituição da OH⁻ pelo F⁻ nos cristais do esmalte forma apatita fluoretada, e não FA, como se acreditava no passado. O mineral de um dente humano, mesmo que seja formado em presença de concentrações altas e constantes de F⁻, não contém FA pura. Assim, a solubilidade do esmalte não é substancialmente alterada pela incorporação de fluoreto.

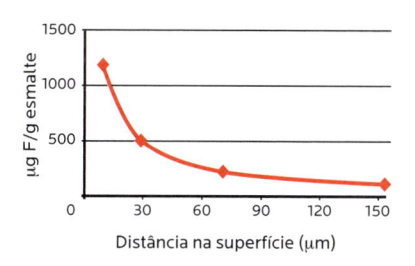

Figura 3.2 – Distribuição do flúor ao longo da estrutura do esmalte. Análise da concentração de flúor em quatro camadas do esmalte de dentes hígidos. As camadas foram removidas com ácido clorídrico 0,5 M por 15, 30, 60 e 120 segundos. Os resultados mostram que a concentração de flúor no esmalte é maior na superfície do dente do que no seu interior.

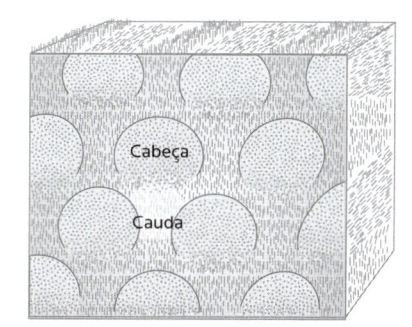

Figura 3.3 – Diagrama representando os prismas do esmalte e a orientação dos cristais em corte transversal.

O colágeno tipo I está presente em uma tripla hélice bem estruturada de três cadeias polipeptídicas, as quais formam o esqueleto estrutural desses tecidos. A rede de colágeno mantém os cristais de apatita, alguns dos quais estão precipitados dentro dessa estrutura da hélice do colágeno. Outras proteínas não colágenas – como proteoglicanos, glicoproteínas, peptídeos e proteínas séricas – podem se encontrar na dentina (1,6%). Além do componente proteico, a dentina contém lipídeos (0,33%) e citrato (0,9%). Já no cemento podem se encontrar proteínas não colágenas como sialoproteína, osteopontina, fibronectina e proteoglicanos.

PROPRIEDADES DOS DENTES

Esta seção descreve as propriedades físico-químicas e mecânicas dos dentes. As propriedades físico-químicas dos dentes são densidade, permeabilidade, solubilidade, adsorção e reatividade, ao passo que a dureza é uma propriedade mecânica dos dentes.

DENSIDADE

O esmalte é um sólido microporoso, composto por cristais de apatita rodeados de água e matéria orgânica, com densidade de 2,9 a 3 g/cm^3. A dentina e o cemento, com menor conteúdo mineral, têm menor densidade do que o esmalte: 2,14 e 2,03 g/cm^3, respectivamente.

PERMEABILIDADE

A permeabilidade dos dentes é determinada pelo conteúdo orgânico e de água, que forma uma matriz entre os cristais de apatita através da qual vão se difundir íons e moléculas solúveis. O esmalte se comporta como uma membrana semipermeável, limitando a passagem de água, íons e moléculas menores através desse tecido. Por outro lado, a dentina é altamente permeável, permitindo a passagem de água, íons e moléculas de diferentes tamanhos através dos prolongamentos odontoblásticos.

A permeabilidade do esmalte aos íons pode ser exemplificada pela difusão do fluoreto (F^-). Uma vez em contato com a superfície dental, este íon pode se difundir através do espaço interprismático, distribuir-se entre os cristais nesse local e adsorver-se a sua superfície. Porém, a difusão do F^- é dificultada pela sua reatividade; assim, ele atinge principalmente a superfície externa do esmalte, contribuindo para a maior concentração desse íon nessa região do esmalte (FIG. 3.4). Ao contrário do fluoreto, o iodeto se difunde por todo o esmalte, atingindo a polpa dental, o que enfatiza as propriedades diferentes desses dois halogênios.

A propriedade de difusão também está relacionada com o processo da cárie dental. Após o metabolismo de carboidratos pelas bactérias no biofilme dental, os ácidos produzidos (H^+) difundem através do espaço interprismático e entram em contato com a superfície dos cristais de apatita. Como já foi visto, nos prismas do esmalte os cristais estão orientados paralelamente ao seu eixo longitudinal na cabeça do prisma. Essa orientação favorece a desmineralização ácida dos prismas na região central, mantendo o esmalte interprismático. Após a solubiliza-

LEMBRETE

O metabolismo de carboidratos pelas bactérias no biofilme dental produzem ácidos (H^+) que se difundem através do espaço interprismático e entram em contato com a superfície dos cristais de apatita. A orientação paralela ao eixo longitudinal dos cristais favorece a desmineralização ácida dos prismas na região central, mantendo o esmalte interprismático. Após a solubilização dos cristais, os íons que os compõem se difundem do interior ao exterior do esmalte através dos espaços interprismáticos. Assim, a propriedade de difusão também está relacionada com o processo da cárie dental.

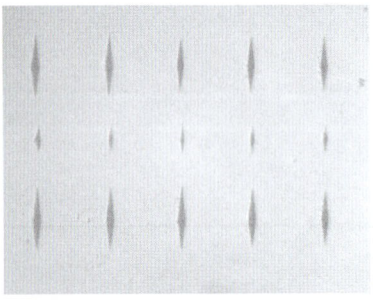

Figura 3.4 – Endentações feitas por microdurômetro na superfície do esmalte polido, observada com aumento de 10 vezes. A fileira central representa endentações feitas no esmalte hígido, e as fileiras superior e inferior representam endentações feitas no esmalte submetido ao processo de desmineralização in vitro.

ção dos cristais, os íons que os compõem se difundem do interior ao exterior do esmalte através dos espaços interprismáticos.

DUREZA

A dureza dos tecidos dentais é diretamente proporcional ao conteúdo mineral dos dentes. Assim, quanto mais duro for o dente, maior é seu conteúdo mineral. O equipamento para a avaliação da dureza é o microdurômetro, o qual tem acoplado, por exemplo, um penetrador de diamante do tipo Knoop ou Vickers. Pelo comprimento da endentação e a carga aplicada, mede-se a resistência dos materiais. Os dados obtidos são expressos, como número de dureza Knoop (KHN, do inglês *Knoop hardness number*), em kg/mm^2.

É importante ressaltar que as amostras utilizadas para essa análise devem ter a superfície de análise polida, a qual é posicionada perpendicularmente ao longo eixo do penetrador, permitindo a realização correta das endentações.

O esmalte, um tecido acelular altamente mineralizado, tem uma dureza em torno de 320 a 350 kg/mm^2. A dentina e o cemento têm maior conteúdo orgânico do que o esmalte, o que faz a dureza desses tecidos ser menor: de 40 a 60 kg/mm^2.

A análise de dureza tem sido usada como um indicador laboratorial de ganho ou perda de mineral que o dente sofre pelo processo de cárie ou erosão. Desse modo, se o comprimento da endentação aumenta com relação à endentação inicial (em esmalte ou dentina hígidos), o tecido perdeu mineral; se o comprimento da endentação diminui, o tecido ganhou mineral (FIG. 3.4).

A aplicabilidade dessa técnica pode ser exemplificada da seguinte forma: suponha-se que se queira avaliar o potencial desmineralizante de uma solução no esmalte. Neste caso, após ser avaliada a dureza inicial do esmalte, ele é submetido ao desafio erosivo ou cariogênico; os valores de dureza e o comprimento das endentações finais serão maiores do que os iniciais, indicando que o esmalte sofreu perda mineral. Por outro lado, se for avaliado o potencial remineralizante de um produto no esmalte cariado ou com erosão inicial, os valores de dureza e o comprimento das endentações finais serão menores do que os iniciais, indicando que o esmalte ganhou mineral.

SOLUBILIDADE

Os princípios de solubilidade do mineral dos tecidos duros dentais foram amplamente descritos no Capítulo 1, Conceitos de pH, sistemas tampão e solubilidade: aplicação na odontologia. Porém, é importante descrever a solubilidade quando ocorre acidificação do meio ao redor do mineral do dente ou na presença de quelantes.

SOLUBILIDADE ÁCIDA

Como visto no Capítulo 1, Conceitos de pH, sistemas tampão e solubilidade: aplicação na odontologia, a solubilidade de um mineral pouco solúvel depende do grau de saturação (GS) da solução em relação à constante do produto de solubilidade (Kps) desse mineral. Assim, quando o produto de atividade iônica (PAI) é exatamente igual ao Kps

LEMBRETE

A análise de dureza é usada como indicador laboratorial de ganho ou perda de mineral que o dente sofre pelo processo de cárie ou erosão.

ATENÇÃO

As amostras utilizadas para a avaliação de dureza devem ter a sua superfície polida e posicionada perpendicularmente ao longo eixo do penetrador, permitindo a realização correta das endentações.

PARA PENSAR

O conhecimento da dureza de alguns materiais abrasivos é importante para determinar a capacidade que eles têm de causar desgaste no tecido dental. Por exemplo, carbonato de cálcio, um abrasivo comumente utilizado em cremes dentais, tem dureza em torno de 135 kg/mm^2, e, portanto, é capaz de desgastar tecido dentinário exposto na cavidade bucal. Dessa forma, indivíduos que aplicam grande pressão para realizar a escovação dental de superfícies radiculares expostas na cavidade bucal estão sujeitos ao desgaste de cemento e dentina radiculares.

(PAI = Kps), o GS é igual a 1 (GS = 1). Nesse caso, a solução está saturada em relação à constante do produto de solubilidade (Kps) desse mineral. Assim, quando o produto de atividade iônica (PAI) é exatamente igual ao Kps (PAI = Kps), o GS é igual a 1 (GS = 1). Neste caso, a solução está saturada em relação ao mineral, ou seja, há equilíbrio entre o mineral sólido e os íons que o compõem dissolvidos em solução, não havendo perda nem ganho de mineral. Quando o GS for inferior a 1, a solução estará subsaturada em relação ao mineral, indicando que há menor quantidade de íons que compõem o mineral dissolvidos na solução do que no mineral sólido (PAI < Kps). Nesse caso, a tendência é que os íons no mineral (do dente, por exemplo) se dissolvam. Por outro lado, a solução estará supersaturada em relação ao mineral quando o GS for superior a 1 (PAI > Kps). Nesse caso, há maior quantidade de íons que compõem o mineral dissolvidos na solução do que no mineral sólido, fazendo esse excesso de íons se precipitar sobre o mineral do dente.

A Kps determinada para a hidroxiapatita (Kps_{HA}) é de 10^{-117} M^{18}. Porém, quando a hidroxila é substituída pelo flúor no cristal de apatita, forma-se um cristal mais estável e menos solúvel, a fluorapatita (FA), cuja Kps (Kps_{FA}) é de 10^{-121} M^{18}.

Como mencionado previamente no Capítulo 1, Conceitos de pH, sistemas tampão e solubilidade: aplicação na odontologia, as mudanças no pH dos fluidos bucais alteram o seu grau de saturação com relação ao mineral do dente e, deste modo, a solubilidade dos minerais. Assim, a solubilidade do mineral do dente é inversamente proporcional ao pH do meio: quando o pH do meio diminui (quando aumenta a concentração de íons hidrogênio – H^+), aumenta a solubilidade do mineral do dente, e vice-versa.

Em condições fisiológicas de pH neutro, a saliva e o fluido do biofilme têm altas concentrações de Ca^{2+} e PO_4^{3-} (íons comuns da solubilidade da HA), fazendo esses fluidos estarem supersaturados com relação ao mineral do dente. Entretanto, a concentração de H^+ no fluido do biofilme aumenta quando as bactérias no biofilme produzem ácidos a partir do metabolismo dos carboidratos fermentáveis da dieta, principalmente sacarose, glicose e frutose. Esse H^+ se associa com o fosfato e a hidroxila presentes no fluido do biofilme, diminuindo a sua concentração como íons. O H^+, ao se associar com o fosfato, forma fosfato mono-hidrogênio; ao se associar com a hidroxila, forma água:

$$[(Ca^{2+})_{10}(PO_4^{3-})_6(OH^-)_2]_n \leftrightarrow 10Ca^{2+} + 6\,PO_4^{3-} + 2\,OH^-$$

$$\downarrow +H^+ \quad \downarrow +H^+$$

$$HPO_4^{-2} \quad\quad H_2O$$

A diminuição da concentração dos íons que compõem o mineral no fluido do biofilme implica uma redução no PAI e, deste modo, do GS dessa solução com relação ao mineral do dente.

É importante ressaltar que, pelo fato de a HA e a FA terem diferentes valores de Kps e de a solubilidade de ambas ser inversa ao pH, também é diferente o pH a partir do qual a solução estará saturada de ambos esse minerais ou de apenas um deles. Esse conhecimento é fundamental para entender o efeito do fluoreto no processo de desmineralização e remineralização do esmalte e da dentina em termos de pH crítico. O pH crítico é aquele abaixo do qual a solução, em termos de PAI, deixa de ser saturante em relação a determinado mineral, por exemplo, HA e FA. Logo, não é um valor fixo, porque dependerá do PAI da solução, seja da saliva ou do fluido do biofilme, com relação ao mineral.

Os valores de pH crítico que foram estabelecidos correspondem ao pH abaixo do qual a saliva deixa de ser saturada com relação a HA ou FA. Assim, quando o pH da saliva é menor do que 5,5, o meio se torna subsaturado com relação à HA, levando à dissolução desses cristais. Entretanto, em pH entre 4,5 e 5,5 e havendo apenas 0,02 ppm de F^- no meio, esse não é crítico com relação à FA (é supersaturante, ou seja, PAI > Kps), e haverá formação de FA no dente. Desse modo, ao mesmo tempo em que há uma dissolução de minerais a partir da HA, parte desses íons precipitam como FA, diminuindo a perda líquida de minerais pelo dente e resultando em uma redução da desmineralização pela simples presença de F^- no meio bucal (saliva, fluido do biofilme ou fluido do esmalte). Pelo fato de que a FA é um cristal menos solúvel do que a HA, o esmalte poderá ser mais resistente a uma futura desmineralização; entretanto, em pH menor doque 4,5, o meio ficará subsaturado com relação à FA, e esta também será dissolvida.

Após a neutralização e a lavagem dos ácidos pela saliva, a queda de pH é revertida e o pH aumenta. Com a diminuição na concentração de H^+, o fosfato e a hidroxila se dissociam desses prótons, aumentando o PAI e, em consequência, o GS da solução com relação ao mineral do dente. Assim, os íons são disponibilizados para precipitar na superfície do esmalte como HA naqueles lugares onde houve perda de minerais, revertendo parcialmente a desmineralização provocada (propriedade remineralizante da saliva, vista no Cap. 4, Composição, funções e propriedades da saliva). Na presença de flúor na solução, a precipitação de minerais será aumentada porque haverá também a precipitação de FA, com consequente ativação da remineralização salivar do esmalte e da dentina.

Na dentina e no cemento, o pH crítico da saliva com relação ao mineral desses tecidos é menor do que no esmalte. Isso porque os cristais têm menor tamanho, menor nível de organização e maior concentração de CO_3^{2-} do que os cristais no esmalte. Além disso, as fibras de colágeno da dentina e do cemento podem ser metabolizadas pelas enzimas proteolíticas das bactérias no biofilme dental, expondo mais cristais de apatita e facilitando a difusão dos ácidos ao longo da estrutura desses tecidos. Desse modo, o pH no qual a saliva deixa de ser saturada com relação ao mineral da dentina é de aproximadamente uma unidade maior que para o esmalte (~ 6,5), explicando por que determinados açúcares da dieta são cariogênicos só para a dentina.

Com relação à erosão dental, definida como a dissolução do mineral do dente em ausência de película adquirida, a solubilidade vai depender da concentração de cálcio e fosfato na bebida ou no alimento com potencial erosivo, mesmo que o pH dela seja menor que o crítico definido para esmalte ou dentina. Desse modo, o grau de saturação do produto erosivo em termos de PAI em relação a um mineral será determinado pela concentração dos íons comuns da solubilidade da HA (Ca^{2+} e PO_4^{3-}) e do pH, indicando que, nesse caso, também não há um pH crítico fixo para que sejam desenvolvidas lesões erosivas.

Além do GS, o potencial erosivo de um produto ácido vai depender da sua capacidade tampão. Deve-se lembrar que os sistemas tampão evitam variações bruscas no pH da solução pela entrada de H^+ ou OH^- no sistema (ver Cap. 1, Conceitos de pH, sistemas tampão e solubi-

EROSÃO DENTAL

Dissolução do mineral do dente em ausência de película adquirida.

lidade: aplicação na odontologia), mantendo, no caso dos produtos ácidos, o pH baixo que favorece a dissolução do mineral do dente.

Outro fator que afeta a solubilidade do mineral dental é a sua composição. Como discutido previamente, quando o F^- se incorpora no mineral do dente como FA, faz o cristal ser menos solúvel e mais resistente a uma futura desmineralização. Por outro lado, a presença de CO_3^{2-} na apatita faz os cristais serem mais solúveis. Assim, nos tecidos com maior concentração de CO_3^{2-} – como a dentina, o cemento e o esmalte dos dentes decíduos –, as lesões de cárie progridem mais rapidamente, ou seja, são mais suscetíveis a essa doença. Por outro lado, o tecido cariado contém menos CO_3^{2-} e Mg^{2+} do que o tecido sadio adjacente, sugerindo que minerais contendo esses elementos são preferencialmente dissolvidos do que minerais à base de fosfato de cálcio.

SOLUBILIDADE QUELANTE

QUELANTE

Molécula capaz de formar complexos com cátions tais como o cálcio (Ca^{2+}), o alumínio (Al^{3+}) e o magnésio (Mg^{2+}).

Um quelante é uma molécula capaz de formar complexos com cátions tais como o cálcio (Ca^{2+}), o alumínio (Al^{3+}) e o magnésio (Mg^{2+}). O ácido etileno diamino tetra-acético (EDTA, do inglês *ethylene diamine tetra-acetic acid*) é um sal com capacidade quelante amplamente utilizado em odontologia para a instrumentação do canal radicular durante o tratamento endodôntico. O EDTA forma complexos solúveis com o cálcio, como esquematizado a seguir:

O EDTA remove os íons Ca^{2+} do meio e, de acordo com essa reação, a capacidade quelante do EDTA é equimolar, isto é, cada molécula de Ca^{2+} do meio será quelada por uma de EDTA.

Como explicitado previamente no Capítulo 1, Conceitos de pH, sistemas tampão e solubilidade: aplicação na odontologia, a solubilidade dos tecidos dentais vai depender do GS da solução com relação ao mineral dental. Desse modo, quando o EDTA é adicionado nessa solução, ele vai exercer a sua ação quelante mediante a formação de complexos com o cálcio, diminuindo assim a concentração desse íon na solução; consequentemente, o PAI será menor do que a Kps da HA. Assim, a solução estará subsaturada com relação ao mineral dental, e haverá uma dissolução do mineral até atingir o equilíbrio (PAI = Kps). Deve-se lembrar que essa reação é equimolar, e, para o caso da HA, seriam necessárias 10 moléculas de EDTA por cada 10 íons de cálcio na solução:

$$[(Ca^{2+})_{10}(PO_4^{3-})_6(OH^-)_2]_n \longleftrightarrow 10\ Ca^{2+} + 6\ PO_4^{3-} + 2\ OH^-$$
$$+$$
$$10\ EDTA$$
$$\downarrow$$
$$10\ EDTA\ Ca$$

ATENÇÃO

A eficiência desmineralizante do EDTA depende de seu pH, da concentração, da temperatura e do tempo de contato: a maior eficiência ocorre com pH entre 5 e 6; com maiores concentrações e maior temperatura de EDTA; e com irrigação frequente do canal, em detrimento de "curativo de demora".

É importante ressaltar que a eficiência desmineralizante do EDTA dependerá do seu pH, da concentração, da temperatura e do tempo de contato. Com relação ao pH, essa eficiência é maior na faixa entre 5 e 6, e diminui notoriamente quando o pH é menor do que 5 e maior do que 6. Por outro lado, a eficiência desmineralizante aumenta quanto maior a concentração de EDTA na solução e quanto maior sua temperatura. Com relação ao tempo, a reação é instantânea, mas é autolimitante em função da quantidade de moléculas de EDTA colocadas no canal radicular com relação do excesso de Ca^{2+} da dentina. Assim, irrigar frequentemente o canal com EDTA será mais eficiente do que fazer "curativo de demora".

ADSORÇÃO

O esmalte é um sólido eletricamente negativo, porque os íons PO_4^{3-} da sua rede cristalina predominam na superfície. Entretanto, em contato com a saliva, íons Ca^{2+} se ligam eletrostaticamente ao fosfato, invertendo a polaridade e tornando o esmalte eletropositivo, com propriedade de adsorver moléculas com carga negativa. Assim, proteínas e peptídeos salivares com carga negativa terão maior facilidade de adsorção ao esmalte (FIG. 3.5). Essa camada de proteínas adsorvidas à superfície do esmalte se conhece como película adquirida, e está composta principalmente pelas seguintes proteínas salivares: estaterina, histatina, proteínas ricas em prolina (PRPs), cistatina, mucina, amilase e imunoglobulina A (IgA) secretória.

A película adquirida se forma rapidamente após a exposição do esmalte dental à saliva, e, além da carga negativa, a primeira camada de proteínas adsorvidas se adsorve por seletividade. Posteriormente, outras proteínas se agregam a essa primeira camada. As funções dessa película adquirida são:

- Proteger a superfície do esmalte, atuando como uma membrana semipermeável dos ácidos na cavidade oral, protegendo-o da erosão.
- Influenciar a aderência de microrganismos.
- Servir como substrato para os microrganismos do biofilme dental.
- Formar um reservatório de íons protetores, como o fluoreto.
- Proteger os tecidos dentais do desgaste por fricção pela ação lubrificante.
- Prevenir o alargamento contínuo dos dentes.

Alguns componentes de produtos para higiene bucal de natureza aniônica, como o pirofosfato e o detergente Lauril Sulfato de Sódio (LSS), podem competir com as proteínas da saliva pela superfície do esmalte, afetando a formação da película adquirida.

REATIVIDADE

Quando um fluoreto em alta concentração (> 100 ppm F^-) é aplicado na superfície dos dentes – caso da aplicação profissional de fluoreto, quando são usados produtos contendo de 9.000 a 23.000 ppm F^- –, ocorre uma reação química entre o fluoreto e o mineral do esmalte e da dentina, com formação de produtos de reação.

Os produtos de reação do F^- podem ser de dois tipos: (1) tipo fluorapatita (FA), que tem sido também chamado de F^- fortemente ligado, F^- insolú-

PELÍCULA ADQUIRIDA

Camada de proteínas adsorvidas à superfície do esmalte, composta principalmente por estaterina, histatina, PRPs, cistatina, mucina, amilase e IgA secretória.

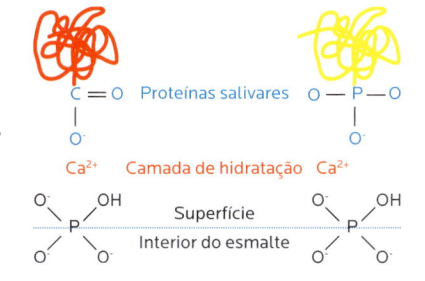

Figura 3.5 – Adsorção de íons e proteínas à superfície do esmalte. O cálcio da saliva se adsorve ao fosfato na superfície do esmalte, formando a camada de hidratação, à qual vão se aderir proteínas salivares, formando a película adquirida.

SAIBA MAIS

Na verdade, a reação do F não forma cristais puros de CaF_2, porque estes apresentam contaminação com fosfato. Por isso, esse produto principal da reação é chamado de "tipo (semelhante a) fluoreto de cálcio", ou "CaF_2" (entre aspas).

vel ou F^- *in*; e (2) tipo fluoreto de cálcio ("CaF_2") que tem sido também chamado de F^- fracamente ligado, F^- solúvel em álcali ou F^- *on*.

A quantidade desses produtos formados depende da concentração do F e do pH do veículo de aplicação; no entanto, independentemente desses fatores, mais de 90% do produto formado é considerado tipo CaF_2, porque obedece estequiometricamente à equação:

$$(Ca^{2+})_{10}(PO_4^{3-})_6(OH^-)_2 + 20\ F^- \longleftrightarrow 10\ CaF_2 + 6\ PO_4^{3-} + 2\ OH^-$$

O "CaF_2" é chamado de fracamente ligado porque não é estável no meio bucal, sendo dissolvido pela saliva. Ele também é chamado de reservatório de F^- formado no esmalte e na dentina pela aplicação profissional de flúor. Ele disponibiliza F^- para o fluido do biofilme formado sobre o esmalte e a dentina, controlando a desmineralização e promovendo a remineralização dental.

A formação desses produtos ocorre como função inversa do pH porque, ao se aplicar um produto acidulado no esmalte e na dentina, haverá maior dissolução dos minerais dos dentes, liberando mais Ca^{2+} para reagir com o F^- e formar mais produtos de reação. Também haverá maior formação na dentina do que no esmalte, pois a dentina disponibiliza mais Ca^{2+} para reagir com o F^- da aplicação do que o esmalte.

Essa reação também ocorre em maior intensidade no esmalte e na dentina que apresentam lesão de cárie do que nos íntegros (sadios), por causa da maior área de reação. Essa reação também depende da solubilidade do sal de F^- presente no veículo de aplicação. No caso de géis e espumas, a reação é imediata, porque todo F^- está solúvel no produto para reagir; entretanto, no caso do verniz a reação é lenta, porque o NaF está parcialmente solúvel no meio alcoólico usado.

CONCLUSÃO

O conhecimento da composição química do esmalte, da dentina e do cemento, além das propriedades físico-químicas e mecânicas desses tecidos, é indispensável para entender os diferentes processos físico-químicos e biológicos que levam ao desenvolvimento de doenças como cárie e erosão dental.

Esses conceitos também são fundamentais para compreender os mecanismos de ação de produtos e materiais odontológicos utilizados com o intuito de controlar a perda ou o ganho de minerais que acontecem durante o processo de cárie e erosão, assim como dos agentes quelantes utilizados para a instrumentação do canal radicular.

Atividades práticas

Os conceitos do produto de solubilidade do esmalte e da dentina descritos neste capítulo podem ser explorados em atividades práticas, facilitando o entendimento desse processo descrito teoricamente.

Bioquímica Oral

A seguir encontra-se o roteiro da aula prática ministrada pela área de Bioquímica Oral na disciplina de Cárie I, do currículo integrado do curso de Odontologia da FOP/Unicamp.

AULA PRÁTICA – PRODUTO DE SOLUBILIDADE DO ESMALTE E DA DENTINA

PARTE I – PREPARO E SEPARAÇÃO DO PÓ DE ESMALTE E DENTINA

MATERIAIS & REAGENTES

- Coroas de dentes humanos
- Bromofórmio
- Acetona

PROCEDIMENTO

1. Seque as coroas dos dentes em estufa a 90 °C durante 24 horas.
2. Triture as coroas em um almofariz de ferro até obter um pó homogêneo.
3. Peneire o pó obtido em jogo de tamiz (peneira), selecionando as partículas de diâmetro entre 0,074 a 0,149 mm.
4. Separe o pó de esmalte daquele de dentina pela diferença de densidade entre esses tecidos (esmalte, d = 2,9; dentina, d = 2,14), segundo o método descrito por Manly e Hodge.[1] Para isso, prepare uma solução contendo 92% de bromofórmio e 8% de acetona, cuja densidade é intermediária entre a densidade desses tecidos (d = 2,7). Em um funil de separação, misture o pó obtido com essa solução na proporção de 1 g de pó de dente para 7 mL de solução de bromofórmio-acetona.
5. Após 24 horas, recolha separadamente o esmalte (na parte de baixo da solução) e a dentina (na parte superior da solução) e lave com água purificada três vezes. Após a lavagem, seque o pó de esmalte e dentina obtidos a 90 °C durante 24 horas e armazene em recipientes secos devidamente rotulados.

PARTE II – DESMINERALIZAÇÃO IN VITRO DO PÓ DE ESMALTE E DENTINA EM DIFERENTES pHs

Determinação do pH final das soluções após agitação com esmalte e dentina.

MATERIAIS & REAGENTES

- Esmalte dental humano
- Dentina humana
- Soluções-tampão acetato 0,1 M, pHs 4 - 4,5 - 5 - 5,5 - 6 - 6,5

PROCEDIMENTO

1. Prepare 12 frascos Erlenmeyer (seis para esmalte e seis para dentina), identificados de pH 4 a 6,5 (a intervalos de 0,5), cada um contendo 12,5 mL da respectiva solução-tampão acetato 0,1 M.
2. Pese 25 mg de pó de esmalte ou dentina e acrescente a seu respectivo frasco.
3. Deixe sob agitação durante 72 horas para dissolução do esmalte e da dentina.
4. Ao final do tempo, determine o pH final das soluções usando eletrodo de pH conectado a um peagômetro, calibrados com soluções-padrão de pH 4 e 7.
5. Anote no quadro abaixo o pH final das soluções após a agitação:

Esmalte

pH tampão	4	4,5	5	5,5	6	6,5
pH final						

Dentina

pH tampão	4	4,5	5	5,5	6	6,5
pH final						

DOSAGEM DE FÓSFORO E CÁLCIO

Determine, em cada solução, a concentração de fósforo (PO_4^{3-}) e cálcio (Ca^{2+}), utilizando a análise colorimétrica de Fiske e Subbarow[2] e o espectrofotômetro de absorção atômica, respectivamente, como indicadores da quantidade de tecido dissolvido. Cada solução deve ser centrifugada, e o sobrenadante deve ser usado para essas análises.

PARTE III – APRESENTAÇÃO DOS RESULTADOS EM GRÁFICOS

PROCEDIMENTO

Expresse os resultados obtidos em três gráficos:

a) Concentração de fósforo (mmol) versus pH final para esmalte e dentina.
b) Concentração de cálcio (mmol) versus pH final para esmalte e dentina.
c) Concentração de $Ca^{2+} \times PO_4^{3-}$ ($mmol^2$) versus pH final para esmalte e dentina.

4

Composição, funções e propriedades da saliva

Jaime A. Cury
Livia Maria Andaló Tenuta

Cínthia P. M. Tabchoury
Lina María Marín

Saliva é o menos conhecido e o menos valorizado de todos os fluidos do organismo humano.[1]

Embora ela tenha um papel fundamental na manutenção da saúde bucal, infelizmente sua importância só é percebida quando da sua ausência total, e o exemplo mais evidente são os casos de cárie grave pós-radioterapia (FIG. 4.1).

Talvez o único conhecimento que a maioria das pessoas tenha da saliva é de que a "digestão começa pela boca", graças à demonstração da ação da amilase salivar, que degrada o amido. Mas, além disso, a saliva tem um papel importante preparando o bolo alimentar para ser deglutido.

OBJETIVOS DE APRENDIZAGEM

- Introduzir os conceitos gerais sobre a saliva, enfatizando sua composição, funções e propriedades
- Entender o papel da saliva no auxílio desde a homeostasia da população microbiana bucal até a manutenção da integridade da estrutura mineral dos dentes
- Discutir a importância atual da saliva como marcador sanguíneo e ferramenta para o diagnóstico de doenças sistêmicas

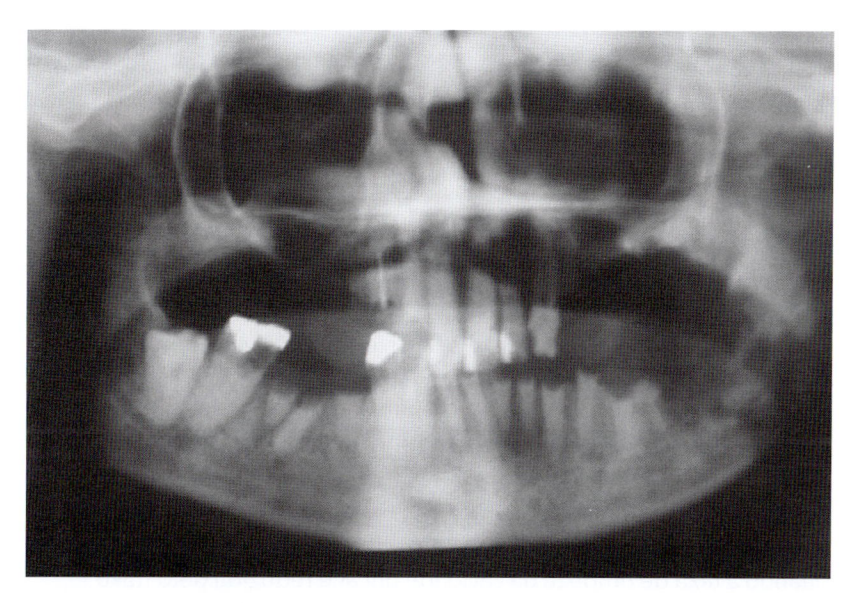

Figura 4.1 – Cárie de radiação em paciente com acentuada redução do fluxo salivar devido à radioterapia de cabeça e pescoço. Nota-se também grande área de lise óssea na mandíbula à esquerda devido à osteorradionecrose.
Fonte: Foto gentilmente cedida pelo Prof. Dr. Marcio Ajudarte Lopes, da área de Semiologia da FOP/Unicamp.

SALIVA

SALIVA

Secreção glandular que banha a cavidade bucal. É formada pelos produtos das glândulas salivares maiores e menores. Quando essa secreção se mistura com componentes do fluido do sulco gengival, células epiteliais descamadas e bactérias bucais, é chamada de saliva total.

O termo *saliva* é suficientemente genérico para permitir um aprofundamento na sua definição. Saliva é a secreção glandular que banha a cavidade bucal. É formada pelos produtos de três pares de glândulas salivares maiores (parótidas, submandibulares e sublinguais) e de todas as glândulas salivares menores presentes na mucosa bucal (lábios, bochechas e palato). As secreções das glândulas salivares são misturadas com componentes do fluido do sulco gengival, células epiteliais descamadas e bactérias bucais, formando o que se conhece como saliva total. Em média, o ser humano produz 0,5 litro de saliva por dia.

A composição salivar é muito variável, não apenas entre indivíduos, mas para cada indivíduo, de acordo com as diferenças na secreção de cada glândula, período do dia (ritmo circadiano), natureza e duração dos estímulos, e oscilações no fluxo salivar. De modo geral, mais de 99% da saliva é água (TAB. 4.1). Entretanto, o menos de 1% restante, que inclui proteínas e outros compostos orgânicos, bem como íons minerais, faz toda a diferença nas propriedades extremamente distintas entre água e saliva.

TABELA 4.1 — Composição da saliva

Componente	Quantidade (g) em 1 litro de saliva
Água	994
Sólidos em suspensão	
(10^8 bactérias/mL e células epiteliais)	1
Substâncias solúveis	
Orgânicas (proteínas, lipídeos e carboidratos)	3
Inorgânicas (íons e pequenas moléculas)	2

SALIVA NÃO ESTIMULADA

A saliva não estimulada corresponde à saliva total presente normalmente na boca em ausência de estímulos exógenos. Ela forma um revestimento que cobre, umecta e lubrifica os tecidos moles bucais (mucosas) e os dentes. Embora existam grandes variações biológicas individuais nas medidas do fluxo salivar, o fluxo salivar normal da saliva não estimulada pode ser considerado, em média, de 0,3 a 0,4 mL/min. A saliva não estimulada é produzida principalmente pelas glândulas submandibulares (60%), e em menor quantidade pelas glândulas parótidas (25%), sublinguais (7-8%) e mucosas menores (7-8%).

Inúmeras são as implicações clínicas da redução do fluxo de saliva não estimulada. Por exemplo, durante o sono ou em situações de estresse, quando a taxa de limpeza da cavidade bucal é reduzida pelo fluxo salivar diminuído (0,1 mL/min), ocorre um aumento na concentração de compostos sulfurados voláteis, produtos da degradação de proteínas por microrganismos da cavidade bucal. Esses compostos contêm enxofre e são responsáveis pelo mau hálito matinal (FIG. 4.2). Por outro lado, essa diminuição do fluxo salivar durante o sono potencializa o efeito remineralizante do fluoreto (F⁻) se creme dental fluoretado for usado para escovar os dentes antes de dormir ou se for feito um bochecho com um enxaguatório.

Alterações no fluxo salivar também podem levar à hipossalivação (pouca saliva) e à sialorreia (excesso de saliva), sendo a última rara. A hipossalivação é a determinação objetiva do fluxo salivar reduzido (< 0,1 mL/min) de um paciente, que pode ser feita pelo cirurgião dentista (anexo), ao passo que a xerostomia é a sensação subjetiva ou o sintoma de boca seca. A preocupação maior com relação à saúde bucodental é com a presença de hipossalivação, e o QUADRO 4.1 apresenta os fatores que reduzem o fluxo salivar. Esse quadro também mostra que o fluxo salivar pode ser aumentado por estímulos químico-mecânicos – mastigação de alimentos e gomas, por exemplo. O aumento do fluxo salivar em pacientes apresentando hipossalivação pode também ser conseguido com o uso de medicamentos, e o mais usado tem sido pilocarpina.

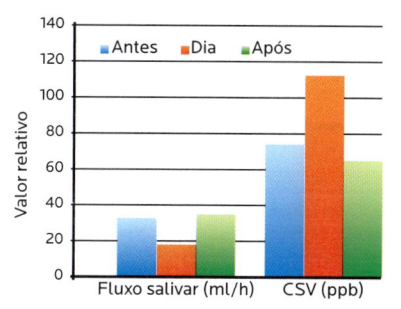

Figura 4.2 – Fluxo salivar (mL/h) e concentração (ppb) de compostos sulfurados voláteis do ar bucal de voluntários no dia da prova de Bioquímica, 7 dias antes e 7 dias depois.
Fonte: Queiroz e colaboradores.[2]

QUADRO 4.1 — Fatores que afetam o fluxo salivar não estimulado

Fator	Efeito
Grau de hidratação corporal	A desidratação corporal reduz o fluxo salivar, causando a sensação de sede e a busca por água; a hiperidratação aumenta o fluxo salivar
Posição do corpo	O fluxo salivar é menor em posição deitada do que sentada ou em pé
Ritmo circadiano	O fluxo salivar diminui durante o sono
Doenças	Diversas doenças causam redução no fluxo salivar, como síndrome de Sjögren e diabetes
Medicamentos	Muitos medicamentos causam redução do fluxo salivar, como antidepressivos, anti-histamínicos e anti-hipertensivos
Radioterapia	Radioterapia atingindo a região das glândulas salivares maiores causa redução significativa da produção de saliva
Estresse	Situações de estresse reduzem o fluxo salivar
Estímulo mecânico	Aumenta o fluxo salivar de 3-4 vezes
Estímulo químico (gustativo)	Aumenta o fluxo salivar de 5-10 vezes

SALIVA ESTIMULADA

A saliva estimulada é aquela secretada em resposta a estímulos exógenos, os quais podem ser químicos (gustativos, olfativos, medicamentos) ou mecânicos (mastigação, vômito). Embora diferentes fatores interfiram no fluxo salivar estimulado, e existam grandes variações individuais, a média do fluxo salivar estimulado normal é de 1 a 3 mL/min. Diferente da saliva não estimulada, a saliva estimulada é produzida principalmente pela glândula parótida (50%). Variações nas características do fluido e na composição da saliva ocorrem principalmente quando há estimulação salivar. Assim, a

TABELA 4.2 apresenta as diferenças na composição da saliva não estimulada e estimulada.

A estimulação do fluxo salivar é importante para promover algumas funções da saliva, como limpeza, tamponamento e remineralização dental. A estimulação salivar promove a limpeza e a eliminação de carboidratos e restos de alimentos na boca, assim como o tamponamento dos ácidos produzidos pelas bactérias no biofilme dental ou presentes nos alimentos ácidos. Além disso, a saliva estimulada tem maior potencial de reparar minerais perdidos pelos dentes (propriedade remineralizante) do que a não estimulada, e isso é devido ao seu maior pH, e não ao aumento das concentrações de cálcio (Ca^{2+}) e fosfato (PO_4^{3-}). Assim, o fluxo salivar estimulado tem um papel direto na manutenção da saúde bucal das pessoas.

TABELA 4.2 — Composição da saliva não estimulada e estimulada

Composição	Saliva não estimulada	Saliva estimulada
Fluxo (mL/min)	0,3-0,4	1-3
Cálcio (mM)	0,5-2,8	0,2-4,7
Cloreto (mM)	8-40	10-56
Fluoreto (μM/L)	0,2-2,8	0,8-6,3
Fósforo inorgânico (mM)	2-22	1,5-25
Iodeto (μM/L)	2-22	2-30
Íon bicarbonato (mM)	0,1-8	4-40
Magnésio (mM)	0,15-0,6	0,2-0,6
Potássio (mM)	13-40	13-38
Sódio (mM)	2-26	13-80
Tiocianato (mM)	2-22	2-3
pH	5,7-7,1	Até 7,8
Proteínas (g/L)	1,7	1-6,4
Lipídeos (mg/L)	-	20
Carboidratos (g/L)	-	0,27-0,4

Fonte: Dawes.[3]

FUNÇÕES E PROPRIEDADES DA SALIVA

A saliva tem diversas funções, sendo a principal delas fazer a manutenção da saúde bucal por meio da proteção dos tecidos moles (mucosa oral) e dos tecidos duros dentais, assim como auxiliar na proteção do trato gastrintestinal. A lista de funções e propriedades da saliva é extensa **(QUADRO 4.2)** e demonstra a importância desse fluido na manutenção da saúde bucal e da qualidade de vida.

As funções e propriedades da saliva estão intimamente relacionadas com as características do fluido e com sua composição. Deve ser destacado que funções como fluido/lubrificação, digestão e limpeza são relacionadas principalmente com as características do fluido, ao passo que as demais funções estão relacionadas com componentes específicos da saliva, como proteínas e íons.

As funções da saliva podem ser agrupadas de forma simplificada em: fluido/lubrificação, digestão e paladar, ação antimicrobiana, limpeza e ação tamponante, e, por último, manutenção da integridade dental e ação remineralizante abaixo descritas.

QUADRO 4.2 — Funções e propriedades da saliva

1. Fluido/lubrificação*
2. Digestão
3. Ação antimicrobiana
4. Aglutinação bacteriana
5. Formação da película adquirida
6. Paladar*
7. Excreção
8. Balanço hídrico
9. Limpeza*
10. Ação tamponante*
11. Ação remineralizante*

*Propriedades que podem ser melhoradas pelo aumento do fluxo salivar.
Fonte: Dawes.[3]

FLUIDO/LUBRIFICAÇÃO

A saliva forma um revestimento que cobre as mucosas bucais, protegendo-as de irritações mecânicas, térmicas e químicas, e da desidratação. Esse revestimento também serve como lubrificante na formação do bolo alimentar durante a mastigação e sua deglutição, e também é importante durante a fonação. A propriedade lubrificante é conferida pela presença de mucinas, sintetizadas pelas glândulas submandibulares, sublinguais e salivares menores. As mucinas são glicoproteínas altamente viscoelásticas e adesivas, que conferem à saliva sua característica de viscosidade. Além disso, pelo fato de serem altamente hidrofílicas e reterem água, as mucinas têm a capacidade de manter as mucosas bucais hidratadas.

O revestimento que cobre as mucosas orais é composto por proteínas salivares, como mucinas, cistatinas, imunoglobulina A (IgA), amilase e estaterina. Essas proteínas protegem o epitélio oral contra a invasão e colonização de microrganismos patogênicos, especialmente do fungo *Candida albicans*, que leva ao desenvolvimento de candidíase.

A função fluido/lubrificação da saliva pode se alterar em pacientes com hipossalivação, aumentando sua suscetibilidade a infecções recorrentes, como a candidíase. Além disso, esses pacientes apresentam dificuldade para mastigar, deglutir, falar e reter próteses totais.

> **ATENÇÃO**
>
> A função fluido/lubrificação da saliva pode se alterar em pacientes com hipossalivação, aumentando sua suscetibilidade a infecções recorrentes, como a candidíase. Além disso, esses pacientes apresentam dificuldade para mastigar, deglutir, falar e reter próteses totais.

DIGESTÃO E PALADAR

A saliva tem a função de dissolver os flavorizantes dos alimentos, possibilitando que eles entrem em contato com as papilas gustativas na língua, no palato mole, nas epiglotes, na nasofaringe e no esôfago, aguçando o paladar e permitindo diferenciar os diferentes sabores dos alimentos. Além disso, a composição hipotônica da saliva (concentração de sódio e cloreto menor que a do plasma) permite a identificação do sabor salgado, já que as papilas gustativas que reconhecem esse sabor têm receptores específicos para esses íons. Por outro lado, a concentração de glicose, bicarbonato e ureia na saliva é também menor do que a do plasma, permitindo o reconhecimento dos sabores doce, azedo e amargo pelas papilas gustativas.

A dissolução dos alimentos também promove o início do processo de digestão pela ação da amilase salivar (α-amilase), uma enzima produzida principalmente pelas glândulas parótidas. A α-amilase hidrolisa o amido e o transforma em maltose, maltotriose e dextrinas, iniciando na boca o metabolismo desse carboidrato. Entretanto, o tempo durante o qual o bolo alimentar permanece na boca é muito curto, e, uma vez que ele seja deglutido, a α-amilase é inativada pelo suco gástrico. Desse modo, a hidrólise do amido é completada no duodeno pela ação da amilase pancreática.

Clinicamente, a função de sensação do paladar pode se alterar em pacientes com síndrome de Sjögren ou que recebem radioterapia de cabeça e pescoço, os quais têm fluxo salivar diminuído (hipossalivação) e ressecamento da mucosa bucal, levando a dano das papilas gustativas e alterações na percepção do gosto.

AÇÃO ANTIMICROBIANA

As funções antimicrobiana e de aglutinação bacteriana são específicas das proteínas salivares descritas no QUADRO 4.3. Em vez de eliminarem totalmente os microrganismos na cavidade bucal, as proteínas com função antimicrobiana evitam o supercrescimento de alguns microrganismos, mantendo o equilíbrio entre as espécies patogênicas e não patogênicas que compõem a microbiota bucal. Entretanto, o balanço pode se alterar sob condições apropriadas para o desenvolvimento de doenças bucais associadas a microrganismos, como cárie, doença periodontal e candidíase. Além disso, também é controlada a disseminação dos microrganismos bucais que poderiam causar infecções sistêmicas.

LISOZIMA

A lisozima está presente na saliva total, sendo secretada pelas glândulas salivares maiores e menores. O fluido gengival e os leucócitos salivares também são fontes de lisozima. Ela age na parede celular das bactérias Gram-positivas, degradando a camada de peptideoglicanos. Esses peptideoglicanos são compostos de ácido N-acetilmurâmico e N-acetil-glucosamina unidos por ligações glicosídicas β(1-4). Essa proteína tem atividade muramidase, que lhe confere a capacidade de hidrolisar a ligação β(1-4), provocando lise celular.

LACTOFERRINA

A lactoferrina é secretada pelas glândulas salivares maiores e menores e pelos leucócitos salivares. Tem atividade quelante de ferro (Fe^{3+}), um íon essencial para o metabolismo de bactérias, fungos e vírus, inibindo assim a atividade metabólica desses microrganismos patogênicos. Além disso, essa proteína inibe a aderência de *Streptococcus mutans*, um dos microrganismos mais cariogênicos no biofilme dental, à película adquirida do esmalte.

PEROXIDASES

Na saliva existem dois tipos de peroxidases: a peroxidase salivar, secretada pelas glândulas parótidas e submandibulares, e a mieloperoxidase, derivada do fluido gengival. Essas enzimas têm funções antimicrobiana e de proteção. Elas utilizam o peróxido de hidrogênio (H_2O_2) produzido pelas bactérias aeróbias e o tiocianato (SCN^-) da saliva para produzir um composto antimicrobiano mais potente do que o H_2O_2, o hipotiocianato ($OSCN^-$), de acordo com a seguinte reação:

$$H_2O_2 + SCN^- \rightarrow OSCN^- + H_2O$$

O $OSCN^-$ tem atividade antimicrobiana contra bactérias aeróbias e anaeróbias e contra vírus. Além disso, a mieloperoxidase tem a capacidade de produzir na gengiva inflamada outro composto antimicrobiano, o hipoclorito (OCl^-), com efeito contra anaeróbios orais, além de induzir dano tissular. A função protetora das peroxidases está relacionada com a eliminação do H_2O_2 do meio bucal, evitando o possível efeito tóxico desse composto sobre as proteínas salivares e as células do hospedeiro. Por outro lado, altas concentrações de $OSCN^-$ levam à diminuição da produção de ácidos no biofilme dental pelo metabolismo de carboidratos. Produtos de higiene bucal com base no princípio da propriedade das peroxidases salivares têm sido desenvolvidos e estão no mercado, mas não há evidência da sua relevância clínica.

QUADRO 4.3 — Proteínas salivares com funções antimicrobianas

Proteína	Alvo principal/função
Proteínas não imunológicas	
Lisozima	Função antibacteriana (bactérias Gram-positivas, *Candida albicans*)
Lactoferrina	Funções antibacteriana, antifúngica e antiviral
Peroxidases	Funções antimicrobiana e de degradação do peróxido de hidrogênio
Cistatina	Funções antiviral e inibidora de proteases
Histatina	Funções antifúngica e antibacteriana
Mucinas	Aglutinação e agregação bacteriana
Glicoproteínas	Aglutinação e agregação bacteriana
Proteínas imunoglobulinas	
IgA secretória	Inibição da adesão bacteriana
IgG	Promoção da fagocitose
IgM	Promoção da fagocitose

Fonte: Bardow e Vissink[4] e Edgar e colaboradores.[5]

CISTATINA

As cistatinas inibem proteases de origem bacteriana e aquelas produzidas por leucócitos salivares, inibindo assim a proteólise indesejada das proteínas salivares. Com a inibição da proteólise, não haverá aminoácidos disponíveis para a síntese de proteínas pelos microrganismos, sendo esse o principal efeito antimicrobiano das cistatinas.

HISTATINA

As glândulas parótidas e submandibulares secretam também as histatinas. Existem três tipos de histatinas: 1, 3 e 5. Uma de suas funções antimicrobianas é a inibição da aderência de *Streptococcus mutans* à película adquirida do esmalte. Já a histatina 3 tem propriedades antifúngicas, inibindo o crescimento de *Candida albicans*, o patógeno responsável pela candidíase oral. Com base nesse conhecimento, produtos para reabilitação bucal ou para higiene bucal têm sido desenvolvidos, mas resultados de evidência de efeito ainda são carentes.

GLICOPROTEÍNAS SALIVARES

Outra função antibacteriana da saliva é a aglutinação de bactérias. Essa função é desempenhada pelas glicoproteínas salivares, como mucinas e aglutininas salivares de alto peso molecular. Ao agregarem microrganismos não aderidos às superfícies bucais, essas proteínas conseguem reduzir a quantidade de microrganismos na cavidade bucal, já que eles são removidos mais facilmente pela deglutição.

IMUNOGLOBULINAS

As imunoglobulinas são anticorpos gerados pelo sistema imunológico das mucosas. Esses anticorpos são específicos contra os microrganismos que compõem a microbiota oral, além de outros que ingressam no corpo humano por meio da boca.

Os linfócitos B precursores de IgA são produzidos no tecido linfático associado ao intestino, de onde migram para o tecido conectivo das glândulas salivares após receberem um estímulo antigênico.
Nas glândulas salivares, os linfócitos B precursores de IgA são diferenciados em células plasmáticas produtoras de IgA. Para serem secretadas na saliva, a IgA precisa ser transportada através das células epiteliais. Essas células sintetizam o componente secretório, uma glicoproteína que é ligada à IgA para estabilizá-la estruturalmente, protegê-la da proteólise e facilitar a ligação entre os anticorpos e outras proteínas do hospedeiro e das bactérias. Assim, as principais imunoglobulinas na saliva (IgA) são secretadas junto com o componente secretório, e por isso são denominadas IgA secretórias (sIgA). A saliva total contém também IgG e IgM derivadas do plasma e secretadas pelo fluido gengival. Com base nesse conhecimento, vacinas ativas e passivas têm sido idealizadas para o controle das doenças bucais, mas ainda sem evidência da sua importância em termos de saúde.

LIMPEZA E AÇÃO TAMPONANTE

A saliva tem a função de limpar ou remover da cavidade bucal bebidas e restos de alimentos, principalmente aqueles que contêm carboidratos fermentáveis (sacarose e glicose) e ácidos, protegendo os dentes contra cárie e erosão, respectivamente (ver Cap. 3, Composição química e propriedades dos dentes). Além disso, a saliva remove da cavidade bucal células epiteliais descamadas e bactérias, as quais podem estar aderidas às células epiteliais ou suspensas na saliva.

A função de limpeza é determinada pela presença constante de saliva na boca, formando uma película. A saliva é produzida continuamente, e aproximadamente a cada 150 segundos ela é instintivamente deglutida. Assim, normalmente a boca mantém um volume de 1 mL de saliva, distribuído por uma área média de superfície dental e de mucosa de 200 cm^2.[3] Esse volume se distribui sobre os dentes e a mucosa na forma de uma película, ou filme salivar (espessura em torno de 0,1 mm), o qual se movimenta continuamente.

A velocidade de movimentação de filme salivar é distinta nas diferentes regiões da cavidade bucal, mesmo em condições de repouso (sem estimulação salivar), tendo importantes reflexos localizados em termos de saúde bucal. Assim, próximo à saída das glândulas salivares maiores, como na região vestibular dos molares superiores e lingual dos incisivos inferiores, o fluxo salivar é mais rápido, chegando a uma velocidade de movimentação da película salivar da ordem de 8 mm por minuto.[6] Em regiões distantes da saída das glândulas salivares, essa velocidade chega a ser 10 vezes menor, em torno de 0,8 mm por minuto.[6]

As implicações clínicas das variações da velocidade de movimentação do filme salivar estão relacionadas com as diferenças na prevalência de cárie em diferentes regiões da boca e na formação de cálculo dental. Assim, nos dentes próximos à saída das glândulas salivares maiores, o índice de cárie é sempre menor; por outro lado, aumenta a chance de formação de cálculo dental.[7] A cárie progride mais rapidamente nos dentes e suas faces nos quais o acesso à saliva é mais lento. Isso pode ser agravado por alguns hábitos dietéticos que adicionalmente restringem o acesso salivar, como é o caso do uso de mamadeira – essa sucção promove a redução do volume de saliva na região dos dentes anteriores superiores, pela pressão negativa gerada. Com isso, esses são os primeiros dentes acometidos pela cárie de estabelecimento precoce em crianças (FIG. 4.3), que ocorre principalmente devido ao hábito de adicionar açúcar ou produtos açucarados ao conteúdo das mamadeiras.

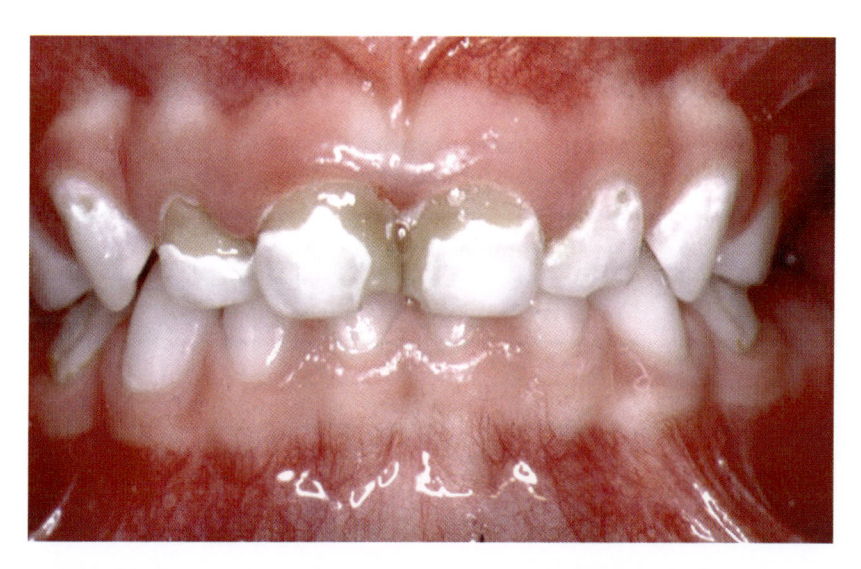

Figura 4.3 – Criança apresentando lesões de cárie nos dentes anteriores superiores e ausência nos inferiores.
Fonte: Foto gentilmente cedida pelo Prof. Dr. Fernando Borba de Araujo da FO/UFRGS.

Em pacientes com fluxo salivar não estimulado diminuído devido a radioterapia de cabeça e pescoço, síndrome de Sjögren ou uso de medicamentos, a função de limpeza também é alterada. Isso leva ao rápido desenvolvimento e progressão de lesões de cárie devido ao maior tempo de retenção de carboidratos fermentáveis na boca, com consequente maior tempo de pH baixo no biofilme. Além disso, a redução do fluxo salivar durante o sono facilita a retenção de células epiteliais descamadas e bactérias na cavidade bucal, o que aumenta a produção de compostos sulfurados voláteis durante a noite, explicando o porquê da halitose matutina.

> RESUMINDO O índice de cárie é maior nos dentes e nas faces cujo acesso à saliva é mais lento, e em pacientes com fluxo salivar não estimulado diminuído devido a radioterapia de cabeça e pescoço, síndrome de Sjögren ou uso de medicamentos.

A ação tamponante da saliva está determinada pela presença de bicarbonato, fosfato e proteínas. Embora os mecanismos de ação dos sistemas tampão tenham sido descritos amplamente no Capítulo 1, Conceitos de pH, sistemas tampão e solubilidade: aplicação na odontologia, é importante entender a importância de cada um desses sistemas na saliva. Os sistemas tampão salivares protegem os dentes contra cárie e erosão por meio do tamponamento dos ácidos produzidos pelas bactérias do biofilme dental após o metabolismo de carboidratos fermentáveis e daqueles presentes em alimentos e bebidas ácidas.

O tampão bicarbonato é o sistema tampão mais importante da saliva. Porém, ele funciona essencialmente quando a saliva é estimulada, em que a concentração de bicarbonato é significativamente maior em comparação com a da saliva não estimulada (TAB. 4.3). Nesse sistema, o bicarbonato (HCO_3^-) reage com os ácidos (H^+) presentes na saliva e no fluido do biofilme, formando ácido carbônico (H_2CO_3), e assim tamponando o ácido produzido. O sistema tampão funciona na faixa de pH entre 5 e 7, a qual está determinada pelo pK_a do H_2CO_3 ($pK_a = 6$) (ver Cap. 1, Conceitos de pH, sistemas tampão e solubilidade: aplicação na odontologia).

A capacidade do tampão fosfato na saliva vai depender da sua concentração e do tipo de fosfato presente em determinado pH (ver Cap. 1, Conceitos de pH, sistemas tampão e solubilidade: aplicação na odontologia). A concentração de fosfato é maior na saliva não estimulada do que na estimulada, indicando que esse sistema funciona principalmen-

TABELA 4.3 — **Remineralização de lesões de cárie mediante exposição à saliva *in vitro* (saliva artificial) e *in situ* (na boca), em associação com dentifrício fluoretado ou não fluoretado**

Dentifrício	% Remineralização		
	*In vitro**	*In vitro***	*In situ****
Não fluoretado	15	40	42
Fluoretado (NaF/sílica)	36	54	73

* Maia e colaboradores.[8]
** Paes Leme e colaboradores.[9]
*** Nobre dos Santos e colaboradores.[10]

te na saliva não estimulada. O tipo de fosfato presente na saliva varia de acordo com o pH da saliva (não estimulada: 5,7-7,1; estimulada: até 7,8), sendo as formas mais predominantes fosfato di-hidrogênio ($H_2PO_4^-$) e fosfato mono-hidrogênio (HPO_4^{-2}), cujo pK_a é de 6,9 (± 1). Assim, o fosfato contribui para a capacidade tampão da saliva não estimulada na faixa de pH entre 5,9 e 7,9.

Algumas proteínas salivares têm a capacidade de atuar como tampões se o pH da saliva estiver próximo ao ponto isoelétrico da proteína. Esse sistema tampão exerce sua função quando o pH da saliva é menor ou igual a 5. Em condições fisiológicas, o pH da saliva não sofre quedas tão drásticas, mas pode se tornar ácido quando são ingeridos alimentos e bebidas ácidas. Algumas dessas proteínas se encontram aderidas às superfícies dentais, formando a película adquirida do esmalte (PAE), que será discutida mais adiante neste capítulo. Ao estarem aderidas aos dentes, as proteínas salivares são importantes na proteção das superfícies dentais contra a erosão ácida por meio do tamponamento dos ácidos de bebidas e alimentos.

As funções de limpeza e tampão da saliva são mais claramente entendidas quando se trata do controle do pH do biofilme dental. Quando exposto a açúcares fermentáveis, o biofilme dental produz ácidos a partir de seu metabolismo, resultando na variação de seu pH descrita por uma típica curva, conhecida como curva de Stephan (ver Cap. 1, Conceitos de pH, sistemas tampão e solubilidade: aplicação na odontologia). A saliva tem influência nos parâmetros da curva de Stephan, não só impedindo que o pH decresça a valores muito baixos como também fazendo-o voltar mais rapidamente ao normal. Esses efeitos são devidos à capacidade tamponante salivar, que neutraliza os ácidos produzidos no biofilme, e à sua capacidade de limpeza, que resulta na diluição do açúcar fermentável e do ácido produzido por seu metabolismo. Esses efeitos são otimizados pelo aumento do fluxo salivar, e assim o resultado final do efeito da saliva é a redução do tempo em que o dente permanece sob condição desmineralizante.

A curva de Stephan está relacionada ao tipo de alimento consumido e sua capacidade de estimular o fluxo salivar. Assim, enquanto um alimento rico em sacarose é capaz de rapidamente baixar o pH do biofilme dental, a ingestão de um alimento não acidogênico pode inclusive resultar em um aumento momentâneo do pH do biofilme, devido à estimulação do fluxo salivar e ao aumento da concentração do tampão bicarbonato na saliva (TAB. 4.2). Assim, tudo que não contenha açúcar e estimule o fluxo salivar deve aumentar o pH do biofilme.

MANUTENÇÃO DA INTEGRIDADE DENTAL E AÇÃO REMINERALIZANTE

As concentrações de íons Ca^{2+} e PO_4^{3-} da saliva não estimulada e da estimulada fazem esse fluido ser supersaturado com relação ao mineral do dente (ver Cap. 3, Composição química e propriedades dos dentes). Entretanto, não ocorre precipitação espontânea de sais de fosfato de cálcio na saliva, possibilitando que ela mantenha sua propriedade remineralizante. Também não ocorre precipitação espontânea de minerais sobre a superfície dental, o que evita o crescimento dental no sentido equatorial. Essa não precipitação espontânea de íons Ca^{2+} e PO_4^{3-} é mediada por algumas proteínas salivares estabilizadoras de minerais,

PARA PENSAR

O efeito da saliva em termos de limpeza e tamponante tem implicações diretas no pH do biofilme dental, mas infelizmente isso só tem sido relacionado com o efeito imediato de desmineralização do esmalte considerando o pH crítico atingido para dissolução do esmalte ou da dentina. No entanto, o pH do biofilme tem um papel decisivo na seleção de espécies bacterianas acidúricas (que mantêm seu metabolismo mesmo em pH ácido) e acidogênicas (que produzem altas concentrações de ácido pelo seu metabolismo), como *Streptococcus mutans* e *Lactobacillus*. Assim, a manutenção de um baixo pH no biofilme dental induz à seleção de espécies cariogênicas no biofilme dental, o que é conhecido como disbiose ou sucessão ecológica[11] (ver Cap. 5, Biofilmes bucais e sua implicação em saúde e doença).

PELÍCULA ADQUIRIDA DO ESMALTE (PAE)

Filme de proteínas salivares e outras biomoléculas aderidas à superfície dental que se forma rapidamente após a exposição do esmalte dental à saliva. Constitui uma interface entre a superfície do esmalte e o biofilme dental.

LEMBRETE

Quando a saliva é estimulada, embora as concentrações de Ca^{2+} e PO_4^{3-} sofram pequena alteração, há um aumento expressivo do pH (TAB. 4.2). Com isso, há um aumento do grau de saturação de Ca^{2+} e PO_4^{3-} da saliva em relação aos minerais do dente (ver Cap. 3, Composição química e propriedades dos dentes), resultando em um aumento da capacidade remineralizante da saliva pelo simples aumento do pH da saliva estimulada.

como a estaterina e a família de proteínas ácidas ricas em prolina. Desse modo, a saliva regula os processos de desmineralização e remineralização dental, contribuindo para a homeostase da composição mineral dos dentes, e a aderência dessas proteínas ao dente tem papel importante.

As proteínas da saliva aderem à superfície do esmalte, formando um filme acelular denominado película adquirida do esmalte (PAE), que tem função importante na manutenção da integridade da parte mineral dos dentes. A PAE é um filme de proteínas salivares e outras biomoléculas aderidas à superfície dental que se forma rapidamente após a exposição do esmalte dental à saliva, constituindo uma interface entre a superfície do esmalte e o biofilme dental. Ela forma uma barreira semipermeável sobre o esmalte, reduzindo sua desmineralização pelos ácidos e/ou promovendo a remineralização via saliva.

No processo de desenvolvimento de lesões cariosas, a PAE reduz a perda mineral causada pelos ácidos produzidos pelas bactérias no biofilme. Entretanto, a PAE não impede o processo de remineralização porque ela permite a difusão de íons presentes na saliva, como Ca^{2+}, PO_4^{3-} e F^-, ativando a reposição de minerais perdidos. Assim, além de a saliva fisiologicamente evitar a dissolução dos dentes, ela tem sempre a tendência de repor (remineralizar) pequenas perdas minerais que ocorrem diariamente em diferentes superfícies dentais, seja pelo processo de cárie ou de erosão ácida.

A capacidade remineralizante da saliva é aumentada em muito pela associação com fluoreto (F^-).[12] Quando há F^- presente na saliva, além da tendência de formação do mineral hidroxiapatita, há também a tendência de formação de fluorapatita, um mineral menos solúvel que o primeiro e, portanto, com uma capacidade de precipitação muito maior. Como exemplo, a saliva ou as soluções com propriedades remineralizantes preparadas em laboratório (saliva artificial), quando utilizadas isoladamente ou em associação com dentifrício fluoretado, tem sua capacidade remineralizante detalhada na TABELA 4.3. Com os dados apresentados, é possível notar a capacidade remineralizadora da saliva, que é potencializada pela presença de fluoreto.

A PAE, por outro lado, funciona como uma película condicionante, cuja composição e estrutura determinam quais bactérias iniciarão a formação do biofilme dental. Assim, a PAE é uma estrutura etiológica fundamental que determina o balanço entre saúde e doenças dentais mediadas por biofilme, como cárie e doença periodontal.

SALIVA COMO MARCADOR SANGUÍNEO E FERRAMENTA DE DIAGNÓSTICO

LEMBRETE

A saliva é considerada um importante biomarcador para o diagnóstico de doenças que podem afetar drasticamente a qualidade de vida das pessoas se não detectadas precocemente.

Atualmente, a saliva é considerada um importante biomarcador para o diagnóstico precoce de doenças que podem afetar drasticamente a qualidade de vida das pessoas se detectadas tardiamente. A utilidade da saliva como biomarcador reside no fato de que alterações no material genético (DNA e RNA) e nas proteínas desse fluido podem refletir o estado fisiológico da pessoa. As principais vantagens do uso da saliva como ferramenta de diagnóstico são as seguintes, entre outras:

- Baixo custo.
- Exatidão.

- Eficácia.
- Facilidade para obter uma ou várias amostras sem induzir desconforto para o paciente.
- Risco mínimo de contaminação cruzada.
- Utilidade para detecção de doenças em crianças, adultos e idosos.

A composição da saliva reflete a composição do sangue. Todas as substâncias presentes no plasma (glicose, hormônios, anticorpos, proteínas, metabólitos, drogas, etc.) são encontradas na saliva, mas em concentração 100 vezes menor. Os componentes plasmáticos chegam à saliva devido aos processos de difusão passiva, transporte ativo e filtração extracelular. A técnica de biologia molecular mais abrangente para a análise dos biomarcadores salivares relacionados com determinada doença é a proteômica. Essa técnica permite a análise da composição total de proteínas e peptídeos da saliva, facilitando a rápida detecção de biomarcadores, como, por exemplo, aqueles relacionados com a síndrome de Sjögren e o diabetes.

Outras doenças que podem ser diagnosticadas precocemente por meio da análise de biomarcadores salivares são:

- Fibrose cística.
- Doenças cardiovasculares (arteriosclerose, infarto agudo do miocárdio).
- Presença do vírus da imunodeficiência humana (HIV).
- Carcinoma de células escamosas bucais.
- Doença periodontal.

Atividades práticas

Os conceitos da capacidade tampão da saliva que foram discutidos neste capítulo podem ser entendidos mais facilmente quando explorados em atividades práticas. Em anexo encontra-se o roteiro da aula prática de avaliação dos fatores salivares (fluxo salivar, "capacidade tampão da saliva" e produto de atividade iônica) ministrada pela área de Bioquímica Oral na disciplina Cárie II, do currículo integrado do curso de Odontologia da FOP/Unicamp.

AULA PRÁTICA – AVALIAÇÃO DE FATORES SALIVARES

PARTE I – DETERMINAÇÃO DO FLUXO SALIVAR

MATERIAIS & REAGENTES

- Goma base ou parafilme
- Copos plásticos
- Cronômetro

PROCEDIMENTO

1. Pese um copo de plástico e anote o peso (se houver balança disponível).
2. Mastigue a goma base e despreze (deglutição) a saliva produzida durante o tempo de 30 segundos a 1 minuto.
3. Anote o tempo.
4. Continue mastigando (de boca fechada) a goma base durante 3 minutos, depois cuspa no copo plástico toda a saliva produzida (cuspir toda vez que sentir que não é mais possível segurar a saliva na boca).
5. Anote o peso da saliva mais o do copo. Subtraia o peso do copo e divida pelo tempo de mastigação para obter o fluxo salivar em mililitros por minuto (mL/min), desde que a densidade da saliva seja 1,00.
6. Não havendo balança, basta medir o volume de saliva produzida usando uma seringa plástica descartável de 5 ou 10 mL e dividir o volume pelo tempo de mastigação.
7. Interpretação: de acordo com Ericsson e Hardwick,[13] o fluxo de saliva estimulada considerado normal é de 1 a 3 mL/min, e é considerado muito baixo quando é menor do que 0,7 mL/min.

PARTE II – DETERMINAÇÃO DA CAPACIDADE TAMPÃO DA SALIVA

MATERIAIS & REAGENTES:

- Goma base ou parafilme
- Copos plásticos
- Cronômetro
- Tubo de ensaio
- Ácido clorídrico 5 mM (titulado, exato)
- Peagômetro (também pode ser usado papel indicador de pH)
- Papel filme

PROCEDIMENTO

1. Pipete 0,5 mL de saliva estimulada e acrescente a um tubo contendo 1,5 mL de HCl 5 mM. Sele com papel-filme e agite o tubo.
2. Retire o papel-filme para desprender o CO_2 dissolvido na saliva e espere 5 minutos.
3. Determine o pH final resultante.
4. Interpretação: se o pH final for menor do que 4,5, a capacidade tampão da saliva estimulada é considerada baixa; se for entre 4,6 e 5,5, é considerada intermediária; e, se for superior a 5,6, é considerada boa.[14,15] Segundo Ericsson,[16] a capacidade tampão da saliva estimulada é considerada normal quando o pH fica entre 5,75 e 6,5 e muito baixa quando é menor do que 4.

5

Biofilmes bucais e sua implicação em saúde e doença

Antônio Pedro Ricomini Filho
Livia Maria Andaló Tenuta
Cínthia P. M. Tabchoury
Jaime A. Cury

A cavidade bucal é colonizada por diferentes espécies de microrganismos, os quais são importantes na manutenção do estado de saúde do organismo humano.

Assim, há um equilíbrio nas interações entre os microrganismos e o indivíduo que perpetua um quadro de saúde (relação de simbiose).

Quando ocorre uma quebra desse equilíbrio, as mudanças no ambiente bucal favorecem a proliferação de espécies patogênicas, e essa alteração ecológica favorece o desenvolvimento de doença (relação de disbiose).

OBJETIVOS DE APRENDIZAGEM

- Conhecer as características da cavidade bucal que favorecem a colonização por diferentes espécies microbianas e os fatores que interferem no crescimento de microrganismos
- Compreender o processo de formação de biofilmes
- Reconhecer as principais doenças bucais associadas a biofilmes e os microrganismos envolvidos nesse processo

CARACTERÍSTICAS DA CAVIDADE BUCAL

Apesar de todo o corpo humano estar exposto a um grande número de microrganismos presente no meio ambiente, a colonização de diferentes locais do corpo ocorre por espécies distintas. A composição da microbiota da boca é distinta daquela de outras partes do corpo, a exemplo da pele, do trato gastrintestinal e do trato urogenital. Cada local do corpo possui características físico-química específicas, o que favorece a colonização por determinadas espécies, consequentemente constituindo microbiotas características. Dessa maneira, nem todos os microrganismos que entram na cavidade bucal conseguem colonizar esse ambiente e se manter nele. Mesmo dentro da própria cavidade bucal existem também diferentes locais que favorecem a colonização por microrganismos distintos.

Na boca existem dois tipos de superfícies passíveis de colonização: superfícies descamativas (superfície de mucosas, como lábio, bochecha, palato e língua) e não descamativas (superfície mineralizada dos dentes, como esmalte e dentina). As superfícies mucosas são colonizadas por diferentes microrganismos, mas sofrem um processo de descamação contínua da camada superficial do epitélio, o que dificulta o acúmulo e a

RELAÇÃO DE SIMBIOSE

Situação de equilíbrio nas interações entre os microrganismos e o indivíduo, o qual perpetua um quadro de saúde.

RELAÇÃO DE DISBIOSE

Situação em que mudanças no ambiente favorecem a proliferação de espécies patogênicas, favorecendo o desenvolvimento de doença.

organização de microrganismos. Por outro lado, as superfícies dos dentes, que também são colonizadas, favorecem o acúmulo de grande quantidade de microrganismos devido ao fato de não serem descamativas. O dente é a única superfície não descamativa do organismo humano que fica em contato com o ambiente externo. No entanto, ao longo da vida, outras superfícies não descamativas podem estar presentes na cavidade bucal e atuar como novos nichos para colonização microbiana, a exemplo das superfícies de próteses e implantes dentários.

Além das diferentes superfícies presentes no ambiente bucal, este também é caracterizado pela presença constante de saliva e de fluido do sulco gengival (FSG). Esses fluidos influenciam a colonização de diferentes nichos na cavidade bucal, servindo como nutrientes para os microrganismos e modulando seu crescimento. Dessa maneira, a presença de dentes, superfícies mucosas, saliva e FSG diferencia o ambiente bucal de outras partes do corpo e, consequentemente, influencia a colonização microbiana.

A saliva secretada pelas diferentes glândulas mantém a cavidade bucal úmida e lubrificada. Uma característica importante da saliva é sua capacidade de manter o pH bucal próximo da neutralidade, sendo o pH médio da saliva entre 6,75 e 7,25. Isso se deve à presença de íons que atuam como sistemas tampão, a exemplo dos sistemas bicarbonato e fosfato (TAB. 5.1).

Os principais componentes orgânicos da saliva são as proteínas (TAB. 5.1). Elas se adsorvem sobre as superfícies bucais formando uma película de saliva, um filme no qual os microrganismos se aderem na colonização dos substratos. A película, quando formada sobre os dentes, é comumente chamada de película adquirida. Esses componentes orgânicos atuam também como fonte primária de nutrientes (proteínas e carboidratos) para a microbiota.

O FSG apresenta concentração de proteínas bem superior à da saliva (TAB. 5.1). O FSG é proveniente do fluxo do soro sanguíneo pelo epitélio juncional da gengiva, e pode ser caracterizado tanto como um transudato (saúde) quanto como um exsudato (doença). Em um sulco saudável, a quantidade de fluido gengival é pequena; no entanto, durante a inflamação, o fluxo de fluido aumenta, e a composição é semelhante à de um exsudato inflamatório. O FSG desempenha um importante papel de defesa local, devido aos componentes de defesa do hospedeiro. Entretanto, o aumento da exsudação estabelece também um ambiente favorável para a proliferação de microrganismos periodontopatogênicos.

Diversos microrganismos presentes no sulco gengival são proteolíticos e degradam proteínas e glicoproteínas do hospedeiro para obter peptídeos, aminoácidos e carboidratos como nutrientes. Adicionalmente, a hemina, proveniente da degradação de proteínas do sangue contendo ferro (como hemoglobina e transferrina), atua como um cofator essencial no desenvolvimento de bactérias anaeróbias.

FATORES QUE AFETAM O CRESCIMENTO DE MICRORGANISMOS NA CAVIDADE BUCAL

A cavidade bucal apresenta condições físico-químicas que propiciam a colonização e o crescimento de um amplo número de microrganis-

TABELA 5.1 — **Concentração média (mg/100 mL) de componentes de saliva total e fluido do sulco gengival de humanos**

Componente	Saliva total		FSG
	Repouso	**Estimulada**	
Proteína	220	280	7×10^3
IgA	19		110*
IgG	1		350*
IgM	<1		25*
C3	tr	tr	40
Amilase	38		-
Lisozima	22	11	+
Albumina	tr	tr	+
Sódio	15	60	204
Potássio	80	80	70
Cálcio	6	6	20
Magnésio	<1	<1	1
Fosfato	17	12	4
Bicarbonato	31	200	-

*Determinada em amostras de FSG de pacientes com periodontite.
FSG, fluido do sulco gengival; tr, traços.
Fonte: Marsh e Martin.[1]

mos. Entre os fatores que favorecem a colonização por diferentes espécies, destacam-se temperatura, pH, presença de oxigênio (potencial de oxidação-redução – redox [Eh]), nutrientes (endógenos e exógenos) e defesa do hospedeiro (FIG. 5.1).

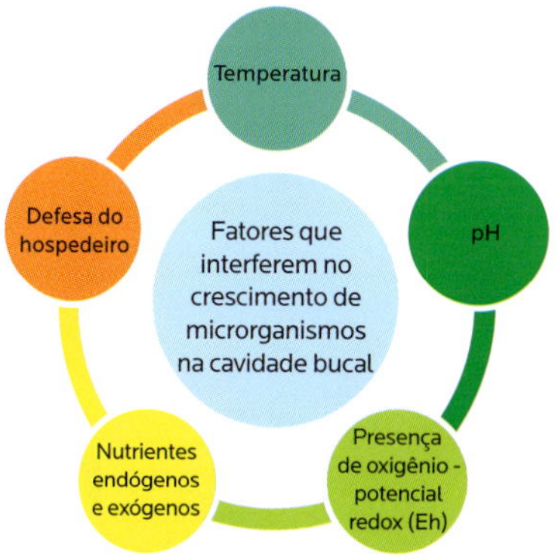

TEMPERATURA

A temperatura é um fator importante para a colonização de um determinado local, proporcionando condições adequadas para o crescimento e o metabolismo de determinadas espécies. Apesar de a cavidade bucal estar em contato direto com o meio ambiente, a temperatura se mantém constante, por volta de 35 a 36 °C. Alterações bruscas na temperatura interferem em outros parâmetros que influenciam a proliferação microbiana, como pH, atividade iônica, agregação de biomoléculas e solubilidade de gases.

Em pacientes com doença periodontal ativa, a temperatura de bolsas periodontais é elevada (até 39 °C) quando comparada à de áreas saudáveis (média de 36,8 °C). Essa alteração de temperatura é devida ao processo inflamatório presente, em virtude do aumento de fluxo sanguíneo no local da doença.

Figura 5.1 – Esquema de fatores que interferem no crescimento de microrganismos na cavidade bucal. Eh, potencial de oxidação-redução (redox).

pH

O pH do meio norteia a seleção dos microrganismos aptos para colonizar a boca e se desenvolver. O pH dos diferentes locais da boca reflete o pH da saliva, o qual é próximo da neutralidade. Muitos microrganismos requerem um pH próximo do neutro para crescerem, sendo sensíveis a meios extremamente ácidos ou alcalinos. No entanto, em certos nichos específicos da cavidade bucal, como o biofilme dental exposto com frequência a açúcar fermentável, um pH local mais baixo (ácido) favorecerá a proliferação de microrganismos acidogênicos (capazes de produzir ácidos) e acidúricos (capazes de sobreviver em meio ácido), intimamente relacionados à doença cárie. Por outro lado, em sítios de inflamação gengival – locais que apresentam constantemente um pH mais elevado (alcalino) –, será favorecida a proliferação de microrganismos álcali-tolerantes (capazes de sobreviver em meio básico), caso dos periodontopatógenos.

PRESENÇA DE OXIGÊNIO – POTENCIAL DE OXIDAÇÃO-REDUÇÃO

O terceiro fator que afeta o crescimento de microrganismos na boca se deve às diferenças nas concentrações de oxigênio em diferentes locais da cavidade bucal. Apesar de a boca estar em íntimo contato com o ar atmosférico (concentração de oxigênio em torno de 20%), a maioria dos microrganismos da cavidade bucal é anaeróbia facultativa (podem crescer na presença ou ausência de oxigênio) ou anaeróbia estrita (crescem na ausência de oxigênio).

LEMBRETE

Microrganismos anaeróbios facultativos crescem na presença ou ausência de oxigênio; os anaeróbios estritos crescem somente na ausência de oxigênio.

A proliferação dos microrganismos anaeróbios facultativos e estritos se deve à existência de locais em que a concentração de oxigênio é reduzida, a exemplo da região de fundo de sulco. Além disso, será visto adiante que as bactérias aderidas ao dente se proliferam e se organizam tridimensionalmente em biofilmes. Dessa maneira, um microambiente com baixa concentração de oxigênio também é formado próximo à superfície dental, nas porções mais internas do biofilme, favorecendo o crescimento de microrganismos anaeróbios.

Bactérias anaeróbias estritas possuem mecanismos deficientes na defesa contra os radicais livres formados na presença de oxigênio – a exemplo do ânion superóxido (O_2^{-2}) –, os quais são extremamente deletérios à célula bacteriana. Oxigênio é o mais comum e mais prontamente reduzido aceptor de elétrons na boca, e sua presença resulta na oxidação do ambiente. Bactérias anaeróbias requerem condições reduzidas para o seu metabolismo normal; portanto, é o grau de oxidação-redução em um local que governa a sobrevivência e o crescimento relativo desses microrganismos.

O nível de oxidação-redução é geralmente expresso como potencial de oxidação-redução (redox [Eh]). À medida que o Eh é gradualmente diminuído (menor concentração de O_2), o local se torna mais propício para a proliferação de microrganismos anaeróbios.

NUTRIENTES ENDÓGENOS E EXÓGENOS

O crescimento de microrganismos também depende de nutrientes, os quais podem ser endógenos (presentes na saliva e no FSG, como aminoácidos, peptídeos e carboidratos) ou exógenos (provenientes da dieta do hospedeiro).

Entre as fontes de nutrientes presentes na dieta, os carboidratos fermentáveis são nutrientes exógenos que interferem na modulação de populações de microrganismos na cavidade bucal. As bactérias utilizam esses carboidratos para obtenção de energia, produzindo ácidos como produto final do metabolismo.

Na presença de sacarose, as enzimas secretadas por microrganismos, como as glicosiltransferases, podem sintetizar polissacarídeos extracelulares (PECs), os quais modificam a matriz extracelular do biofilme, tornando-o mais cariogênico. O papel dos carboidratos fermentáveis, não apenas como fonte de energia exógena para a produção de ácidos, mas também como substrato para a síntese de PECs, é importante para a compreensão do desenvolvimento de cárie dental, uma das doenças que serão abordadas nos próximos tópicos.

NUTRIENTES ENDÓGENOS
Nutrientes presentes na saliva e no fluido do sulco gengival.

NUTRIENTES EXÓGENOS
Nutrientes provenientes da dieta do hospedeiro.

DEFESA DO HOSPEDEIRO

Com o objetivo de evitar que os microrganismos da cavidade bucal causem danos ao hospedeiro, este possui um sistema de defesa além da barreira física da mucosa, constituído por fatores de defesa não específica e específica.

Como componentes de defesa não específica, pode-se citar a ação de glicoproteínas (mucinas), de enzimas (lisozima, lactoferrina, apolactoferrina) e de peptídeos antimicrobianos presentes na saliva. Essas biomoléculas podem auxiliar na aglutinação de microrganismos, facilitando sua deglutição junto com a saliva, e também na degradação de componentes vitais da célula bacteriana, tendo efeito bactericida.

Os componentes de defesa específica do hospedeiro que atuam como barreira contra a penetração de microrganismos e antígenos na mucosa são linfócitos intraepiteliais, células de Langerhans e imunoglobulinas (IgG e IgA). Na saliva, os componentes de defesa são imunoglobulinas (IgA, IgM e IgG) e o sistema complemento (C3). Entretanto, esses componentes encontrados na saliva são quase totalmente provenientes do FSG liberado na saliva. A concentração dessas biomoléculas no FSG é muito superior à sua concentração na saliva (TAB. 5.1).

Todas as especificidades da cavidade bucal, incluindo as superfícies e as características físico-química da boca, são importantes, pois modulam a colonização por determinados microrganismos, os quais serão capazes de sobreviver e proliferar na boca e, assim, estabelecer a microbiota residente.

Se as condições de normalidade forem mantidas, haverá estabilidade natural da composição dessa microbiota e da sua interação com o hospedeiro em uma relação de simbiose, também denominada homeostase microbiana. A quebra da homeostase, seja por alteração do ambiente e/ou da resposta do hospedeiro, favorece a proliferação de espécies patogênicas e o desenvolvimento de doença, estabelecendo, assim, uma relação de disbiose (FIG. 5.2).

Figura 5.2 – O complexo equilíbrio entre os microrganismos residentes da cavidade bucal é responsável pela manutenção de um estado de saúde, na qual há uma relação de simbiose, caracterizada pela convivência mutuamente benéfica entre os organismos. O quadro de saúde mostra microrganismos em relação simbiótica com o hospedeiro. Há pequena concentração de células vermelhas (relacionas ao desenvolvimento de doença), mas a maioria das células é verde (bactérias não patogênicas). Quando há uma pressão ecológica que desestabiliza essa relação simbiótica, a proliferação de espécies potencialmente patogênicas é favorecida (células vermelhas), o que estabelece uma relação de disbiose (estado de doença).

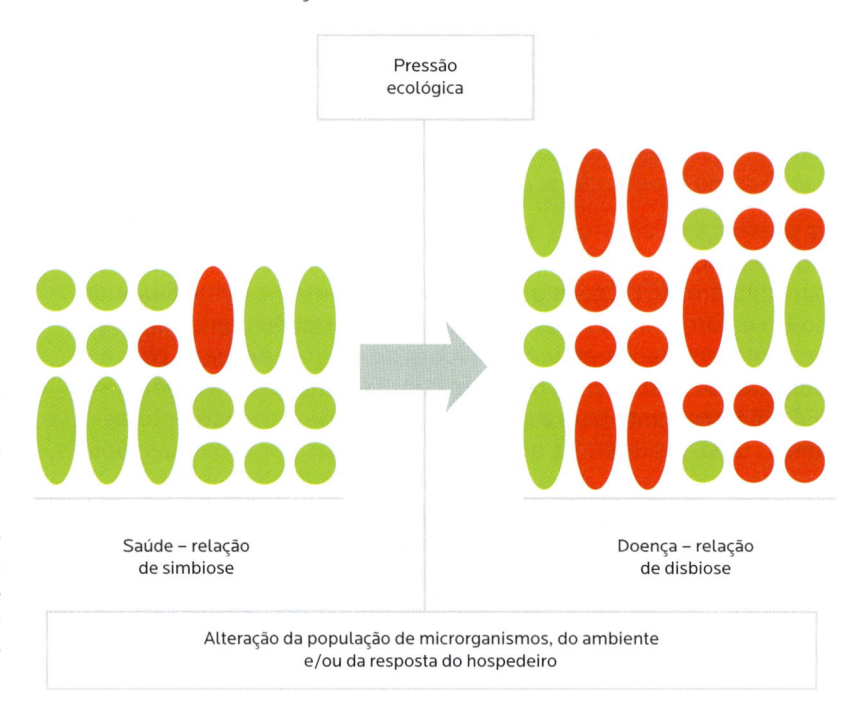

COLONIZAÇÃO DA CAVIDADE BUCAL

A microbiota da cavidade bucal começa a ser estabelecida logo após o nascimento e sofre alterações na quantidade e na diversidade de microrganismos ao longo da vida do hospedeiro. Inicialmente, existem apenas superfícies mucosas a serem colonizadas; posteriormente, com a erupção dos dentes, estes também passam a ser colonizados.

A transmissão de diferentes microrganismos para a cavidade bucal ocorre constantemente, em um processo natural de aquisição de microbiota. No entanto, somente algumas espécies são capazes de colonizar a boca, devido às especificidades do ambiente. Os primeiros microrganismos a colonizar a boca são chamados de espécies pioneiras, que em conjunto determinam a comunidade microbiana pioneira. Novas espécies vão gradativamente se incorporando a essa comunidade. O ambiente bucal e a resposta do hospedeiro modulam a diversidade de microrganismos, levando ao estabelecimento de uma comunidade clímax (FIG. 5.3).

É importante enfatizar que a comunidade clímax se refere ao conjunto de microrganismos presentes na microbiota do indivíduo (microbiota residente). Assim, bactérias potencialmente patogênicas não conseguem se proliferar facilmente, desde que não haja alguma alteração ecológica que propicie mudança da microbiota. Não se deve confundir comunidade clímax com quantidade máxima de microrganismos presentes na cavidade bucal, pois a cavidade bucal é um ambiente dinâmico, ou seja, a todo momento os microrganismos estão se proliferando, sendo também removidos e deglutidos.

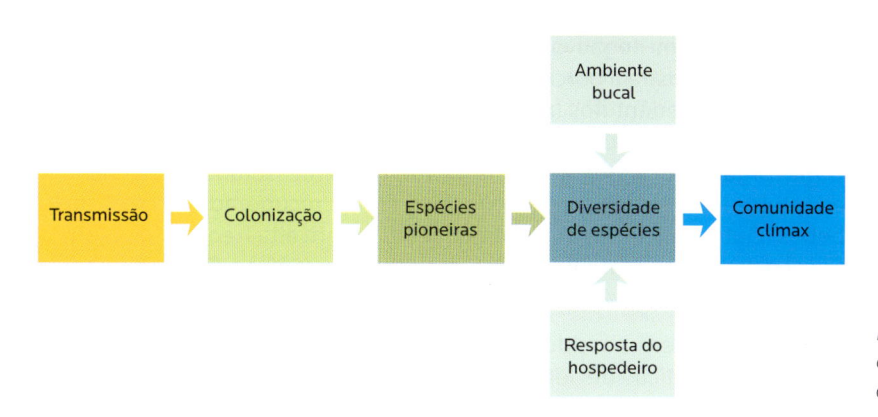

Figura 5.3 – Estágios relacionados ao estabelecimento da microbiota da cavidade bucal.

No recém-nascido existem apenas superfícies mucosas, as quais são colonizadas principalmente por espécies anaeróbias facultativas. O processo de colonização da cavidade bucal será influenciado pela presença de imunoglobulina A (IgA), a qual dificulta a adesão de microrganismos à mucosa. Algumas espécies pioneiras possuem IgA_1 protease, o que contribui para que se estabeleçam precocemente, driblando o sistema de defesa do hospedeiro. Os microrganismos pioneiros predominantemente encontrados são *Streptococcus*, em particular *S. salivarius*, *S. mitis* e *S. oralis* (TAB. 5.2). No nascimento, o sistema imunológico do bebê é pouco desenvolvido, e grande quantidade de imunoglobulinas é proveniente do leite materno. IgA secretora não é encontrada na saliva de recém-nascidos após o nascimento; entretanto, pode ser detectada dentro de um período de duas semanas a dois meses, chegando a 20% dos níveis presentes em adultos.[3]

A presença da microbiota pioneira modifica o meio, promovendo condição para a colonização de outras espécies. Esses microrganismos possibilitam a adesão de novos microrganismos (interação por adesinas, que será mencionada adiante) e produzem metabólitos que podem alterar o pH e o Eh, bem como servir de nutrientes para outros microrganismos. Assim, a microbiota pioneira influencia a sucessão de microrganismos colonizadores da boca.

A diversidade da microbiota pioneira aumenta nos primeiros meses de vida. Além de aeróbios e anaeróbios facultativos, alguns microrganismos

PARA PENSAR

No útero, o feto está em ambiente estéril. O primeiro contato do bebê com microrganismos se dá no nascimento, no parto, durante a passagem do bebê pelo canal vaginal, e posteriormente pela exposição ao ambiente. Após o nascimento, todas as superfícies do corpo humano em contato direto ou indireto com o ambiente serão colonizadas por microrganismos. Estima-se que o corpo humano seja constituído de 10^{14} células, sendo que cerca de 90% delas correspondem aos microrganismos que compreendem a microbiota do hospedeiro. Essa microbiota é composta de microrganismos comensais e patogênicos, os quais estão relacionados aos estados de saúde e doença. Em determinadas situações, como na redução da resposta imune do hospedeiro, microrganismos comensais podem se tornar patogênicos, sendo chamados de microrganismos oportunistas.

TABELA 5.2 — **Porcentagem de diferentes espécies de *Streptococcus* isoladas das superfícies mucosas de bebês por idade**

Streptococcus	1-3 dias	2 semanas	1 mês
S. oralis	41	24	20
S. mitis biovar 1	30	28	30
S. mitis biovar 2	4	1	1
S. salivarius	10	30	28
S. sanguinis	4	3	2
S. anginosus	3	5	5
S. gordonii	1	2	4

Fonte: Cole e colaboradores.[2]

anaeróbios Gram-negativos começam a proliferar na cavidade bucal. A **TABELA 5.3** mostra a porcentagem de isolamento de bactérias anaeróbias em bebês edêntulos (média de idade de 3 meses) e durante a erupção da dentição decídua (média de idade de 32 meses).
O microrganismo anaeróbio mais frequentemente isolado em bebês edêntulos foi *Prevotella melaninogenica*, sendo recuperado em 76% dos bebês. Outras bactérias anaeróbias isoladas com alta frequência foram *Fusobacterium nucleatum* (67%), *Veillonella* spp. (63%) e *Prevotella* spp. não pigmentada (62%) (TAB. 5.3).[4]

Os mesmos recém-nascidos foram avaliados posteriormente durante a erupção da dentição decídua com o objetivo de verificar se haveria mudanças na frequência de isolamento dos microrganismos.
As bactérias anaeróbias Gram-negativas foram mais comumente isoladas, e uma maior diversidade de espécies foi recuperada em torno da margem gengival dos dentes recém-erupcionados (TAB. 5.3). Esses achados confirmam que a erupção dos dentes tem um impacto ecológico significativo no ambiente bucal e na sua microbiota residente. Durante o primeiro ano de vida, membros dos gêneros *Neisseria*, *Veillonella*, *Actinomyces*, *Lactobacillus* e *Rothia* também foram comumente isolados, particularmente após a erupção dos dentes.[1]

Ao longo da vida, outras espécies podem fazer parte da microbiota bucal. É importante ter em mente que alterações presentes no ambiente bucal influenciam a população de microrganismos.
Nos próximos tópicos serão abordadas alterações da cavidade bucal que propiciam a seleção de microrganismos e favorecem o aparecimento de doenças em locais específicos.

TABELA 5.3 — **Efeito da erupção dentária na porcentagem de espécies isoladas da cavidade bucal de crianças**

Bactéria	3 meses	32 meses
Prevotella melaninogenica	76	100
Prevotella não pigmentada	62	100
Prevotella loescheii	14	90
Prevotella intermedia	10	67
Prevotella denticola	ND	71
Fusobacterium nucleatum	67	100
Fusobacterium spp.	ND	71
Selenomonas spp.	ND	43
Capnocytophaga spp.	19	100
Leptotrichia spp.	24	71
Campylobacter spp.	5	43
Eikenella corrodens	5	57
Veillonella spp.	63	63

ND, não detectável.
Fonte: Könönen e colaboradores.[4]

FORMAÇÃO DE BIOFILME

Os microrganismos precisam aderir às superfícies existentes na boca para conseguir sobreviver; caso contrário, podem ser facilmente removidos pelo fluxo salivar ou durante a mastigação de alimentos. Assim, os microrganismos se organizam tridimensionalmente em biofilmes, proliferando aderidos às superfícies bucais. Biofilme pode ser definido como uma comunidade de microrganismos caracterizada por células que estão aderidas a uma superfície ou entre si e imersas em uma matriz extracelular de substâncias poliméricas.[5] Esses polímeros da matriz compreendem principalmente polissacarídeos, proteínas e ácidos nucleicos, os quais podem ser de origem microbiana e/ou do hospedeiro, auxiliando também a estruturação do biofilme.

A organização em biofilmes depende do tipo de superfície da boca colonizada e também da sua estabilidade para a proliferação dos microrganismos. Como descrito no início deste capítulo, na cavidade bucal existem diferentes superfícies passíveis de colonização sobre as quais se formarão biofilmes mais ou menos organizados: superfícies descamativas e não descamativas. As características dessas superfícies são apresentadas na FIGURA 5.4, bem como os gêneros de microrganismos frequentemente isolados de cada uma delas.

A organização de biofilmes em superfícies descamativas (superfície de mucosas, como lábio, bochecha, palato e língua) é dificultada pela constante descamação do epitélio; assim, os microrganismos são constantemente removidos das superfícies. Devido à baixa organização, os microrganismos se apresentam mais suscetíveis às defesas naturais do hospedeiro. De maneira geral, em superfícies mucosas há predominância de microrganismos anaeróbios facultativos; entretanto, na língua podem ser encontrados também anaeróbios estritos, pois sua anatomia fornece áreas de baixa concentração de oxigênio (baixo

BIOFILME

Comunidade de microrganismos caracterizada por células que estão aderidas a uma superfície ou entre si e imersas em uma matriz extracelular de substâncias poliméricas.

Mucosas (lábio, boca e palato)
- Superfície descamativa
- Baixa diversidade da microbiota
- Influência da saliva na colonização
- Maioria de anaeróbios facultativos
- Predomínio de *Streptococcus* spp.
- Possibilidade de colonização por fungos (*Candida* spp.)
- Formação de biofilmes praticamente inexistente (descamação)

Dentes
- Superfície não descamativa
- Superfície com áreas distintas (presença de fissuras, áreas supra e subgengival)
- Grande diversidade da microbiota
- Influência de saliva e FSG na colonização
- Predomínio de anaeróbios facultativos e estritos
- Presença de *Streptococcus*, *Actinomyces*, *Veillonella*, *Fusobacterium*, *Prevotella*, *Treponema*, microrganismos não cultiváveis
- Formação de biofilmes bem organizados (tanto em região supra como subgengival) de difícil remoção
- Biofilmes mais resistentes às defesas naturais do hospedeiro e a antimicrobianos

Língua
- Superfície descamativa
- Superfície com grande quantidade de papilas (locais com baixo Eh)
- Diversidade intermediária da microbiota
- Influência da saliva na colonização
- Predomínio de anaeróbios facultativos, podendo ocorrer anaeróbios estritos
- Presença de *Streptococcus*, *Actinomyces*, *Rothia*, *Neisseria* e alguns anaeróbios Gram-negativos
- Possibilidade de colonização por fungos (*Candida* spp.)
- Formação de biofilmes pouco organizados (descamação)

Figura 5.4 – Características de superfícies descamativas e não descamativas da cavidade bucal que possibilitam a organização dos microrganismos em biofilme.

> **LEMBRETE**
>
> Em superfícies não descamativas, a organização em biofilme é facilitada, pois a ausência de descamação possibilita que os microrganismos aderidos proliferem constantemente.

> **QUORUM SENSING**
>
> *Quorum sensing* é o processo pelo qual os microrganismos regulam a densidade populacional por meio de sinalização química. As moléculas químicas secretadas por microrganismos são uma forma de comunicação intra e interspécies que auxilia as bactérias na coordenação do seu comportamento.[6]

> **SAIBA MAIS**
>
> Os microrganismos presentes no biofilme podem se comunicar entre si produzindo, detectando e respondendo a pequenas moléculas sinalizadoras em um processo chamado de *quorum sensing*, o qual confere benefícios para colonização do hospedeiro, formação de biofilme, defesa contra microrganismos competidores, adaptação às mudanças no ambiente e maior tolerância às defesas do hospedeiro e aos agentes antimicrobianos.

> **ATENÇÃO**
>
> O biofilme foi, por muito tempo, chamado de placa dental ou bacteriana; hoje em dia, porém, sabe-se que não se trata apenas de uma placa de bactérias aderida ao dente.

Eh). Superfícies mucosas podem também ser colonizadas por *Candida* spp., devido à capacidade desses fungos em penetrar a mucosa.

Por outro lado, sobre superfícies não descamativas (esmalte, dentina, implantes dentários, próteses), a organização em biofilme é facilitada. Os dentes apresentam ainda áreas distintas que são banhadas por diferentes fluidos que podem interferir no crescimento de microrganismos: uma área supragengival banhada por saliva, e também uma região subgengival banhada por saliva e FSG. A ausência de descamação possibilita que os microrganismos aderidos proliferem constantemente, aumentando cada vez mais sua biomassa (células e matriz extracelular). Essa complexa organização confere aos microrganismos resistência não somente às defesas naturais do hospedeiro, mas também à ação de antimicrobianos. O atrito com as mucosas e com os alimentos durante a mastigação é capaz de desprender apenas partes do biofilme; sua remoção só será efetiva pela desorganização mecânica (escovação mecânica, profilaxia profissional).

A **formação de biofilme ocorre em etapas sucessivas**. Primeiramente os microrganismos se aderem às superfícies, e em seguida proliferam organizados tridimensionalmente. É importante ressaltar que a adesão inicial dos microrganismos não se dá diretamente à superfície, mas sim à película de saliva que recobre todas as estruturas bucais. A película de saliva – também chamada de película adquirida quando é formada sobre o dente – é composta de proteínas e íons que interagem com as superfícies bucais, formando uma camada proteica acelular. A adesão microbiana ocorre pela interação de adesinas presentes na superfície de células bacterianas com a película de saliva. As células aderidas podem proliferar, bem como fornecer sítios de ligação para a adesão de outras bactérias por meio de interação entre adesinas. Durante a proliferação dos microrganismos, substâncias poliméricas de origem bacteriana ou do hospedeiro estão presentes no meio extracelular, entremeando as células.

A **FIGURA 5.5** mostra as etapas da formação de biofilme sobre a superfície dental, uma superfície não descamativa que possibilita alta organização: presença de película de saliva sobre a superfície; adesão de colonizadores primários; crescimento e adesão de colonizadores secundários; e presença de matriz extracelular entremeando as células bacterianas.

Como descrito anteriormente, o biofilme pode se formar nos diferentes tecidos bucais; quando formado sobre os dentes, é chamado de biofilme dental. Por muito tempo o biofilme dental foi chamado de placa dental ou placa bacteriana, pois se acreditava que havia a aderência e a proliferação contínua de microrganismos formando depósitos como placas. No entanto, hoje sabe-se que sua composição, além de microrganismos, conta ainda com a presença da matriz extracelular, a qual também é importante nos quadros de saúde e doença. Além disso, já foram descritos diversos mecanismos complexos de interação entre os microrganismos, como sistemas de comunicação tipo **quorum sensing**, modificando o entendimento sobre esse filme biológico, que é mais do que apenas uma placa de bactérias aderida ao dente.

A importância de estudar o biofilme dental se deve ao fato de que as duas principais doenças que acometem a cavidade bucal – cárie dental e doença periodontal – têm como fator etiológico a presença de biofilme. Embora nas duas doenças o biofilme seja formado sobre o dente, o biofilme cariogênico é diferente do biofilme periodontopa-

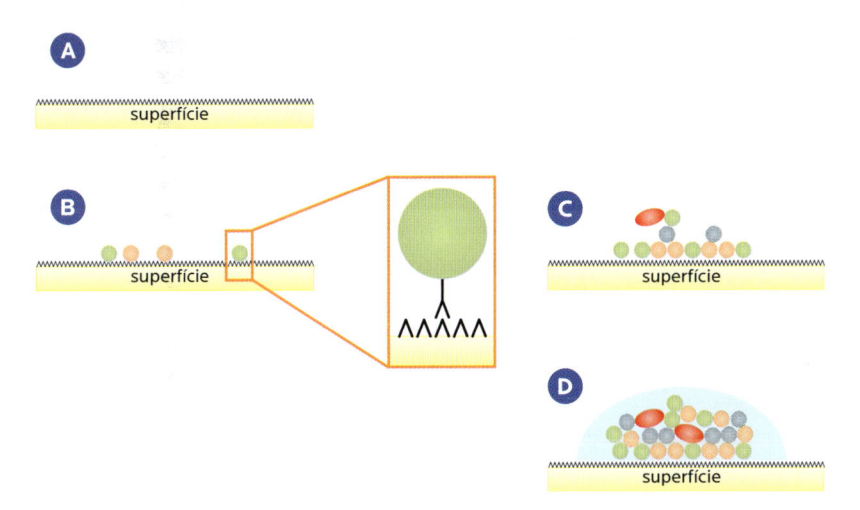

Figura 5.5 – Etapas durante a formação de biofilme sobre o dente. (A) Presença de película de saliva sobre a superfície. As proteínas da película fornecem sítios para adesão de microrganismos. (B) Adesão de colonizadores primários à película de saliva. As adesinas presentes na superfície das bactérias se ligam às proteínas da película (mostrado em maior aumento). (C) Crescimento e adesão de colonizadores secundários. (D) Presença de matriz extracelular entremeando as células bacterianas. Matriz composta principalmente por polissacarídeos, proteínas e ácidos nucleicos, os quais podem ser de origem microbiana e/ou do hospedeiro.

togênico, como será abordado nos próximos tópicos. Tendo em vista a importância dessas duas doenças na odontologia, diversas teorias foram formuladas com o objetivo de compreender o papel dos biofilmes nesse processo, sendo imprescindível conhecer as diferentes hipóteses para compreender seu desenvolvimento.

ESCOLAS E TEORIAS SOBRE CÁRIE DENTAL E DOENÇA PERIODONTAL

Cárie dental e doença periodontal são doenças que têm como um dos fatores etiológicos a presença de biofilme dental. Com o objetivo de compreender o papel que os microrganismos presentes no biofilme dental (antigamente denominado placa dental) desempenhavam na doença, duas escolas de pensamento foram formadas no passado: a hipótese da placa específica e a hipótese da placa inespecífica. A discussão sobre estas hipóteses deu origem à hipótese da placa ecológica, a qual melhor descreve a relação dos microrganismos nos estados de saúde e de doença.

A hipótese da placa específica[7] estabelecia que, apesar de o biofilme ser composto por grande diversidade de espécies, apenas alguns microrganismos seriam responsáveis por causar doença. Infelizmente, essa hipótese não explicava a presença da doença mesmo na ausência dos microrganismos específicos, nem a falta de evidência de doença quando as espécies associadas estavam presentes.

A segunda hipótese, a placa inespecífica,[8] propunha que a mistura heterogênea de microrganismos presente no biofilme era responsável por causar doença, e que a doença seria resultado da interação global dos microrganismos do biofilme com o hospedeiro. Apesar de o biofilme estar relacionado com a doença, essa hipótese não explicava a predominância de determinadas espécies no biofilme patogênico, o que demonstrava certa especificidade para alguns microrganismos.

A hipótese da placa ecológica estabelece que a alteração em um fator (ou fatores) ambiental chave promove mudança no equilíbrio da microbiota residente do biofilme, podendo predispor ao desenvolvimento de doença. Assim, a existência de uma baixa população de microrganismos potencialmente patogênicos em biofilme formado por diferentes espé-

PARA PENSAR

Os argumentos das hipóteses apresentadas são centrados basicamente na semântica dos termos "específica" e "inespecífica", o que dificulta a aceitação completa de uma ou outra hipótese. De fato, as doenças ocasionadas por biofilmes são causadas por culturas heterogêneas de microrganismos (polimicrobianas, ou seja, com certa inespecificidade), mas algumas espécies tendem a predominar no biofilme patogênico (com certa especificidade). Como consequência, uma hipótese alternativa, denominada hipótese da placa ecológica,[9] foi proposta na tentativa de conciliar os elementos-chave das duas hipóteses anteriormente descritas.

cies estaria de acordo com essa hipótese. Na condição de saúde, os microrganismos potencialmente patogênicos são fracamente competitivos, e podem ter dificuldade para sobreviver e aumentar expressivamente sua população no biofilme. No entanto, devido a alguma alteração ambiental, determinadas espécies se tornam competitivas e proliferam no biofilme, evidenciando certa especificidade microbiana na doença. Assim, a doença é resultado de uma mudança no equilíbrio da microbiota residente devido a mudanças nas condições ambientais locais (FIG. 5.6).

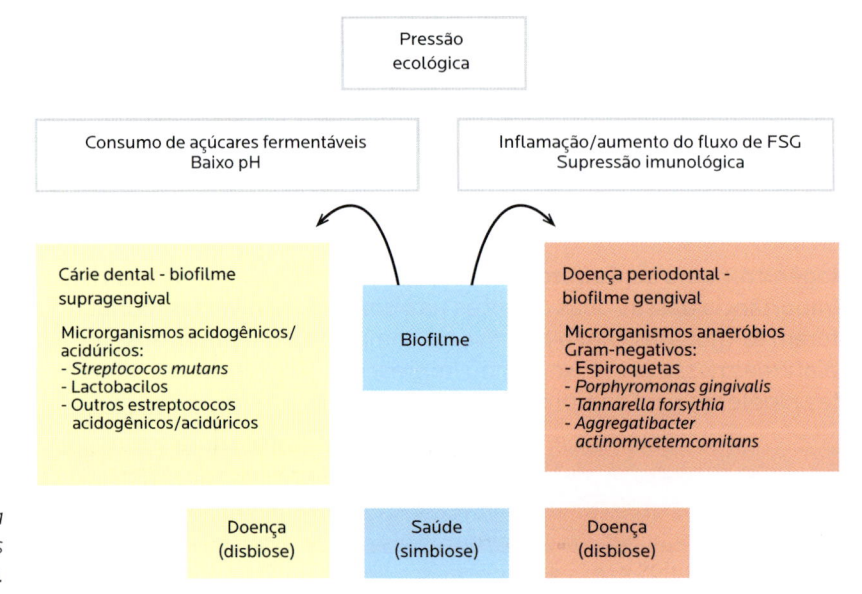

Figura 5.6 – Alteração da microbiota decorrente das mudanças ambientais nos estados de saúde e doença.

CÁRIE DENTAL

A cárie dental pode ser definida como uma doença dependente de biofilme e de sua frequente exposição a carboidratos fermentáveis, presentes na dieta do hospedeiro. Quando os microrganismos do biofilme dental são expostos a açúcares, eles os utilizam como fonte de energia e liberam ácidos para o meio como produto final do metabolismo. A frequente exposição a açúcares promoverá constantes quedas de pH, alterando o ambiente do biofilme e favorecendo a seleção de microrganismos acidogênicos (produtores de ácido) e acidúricos (que toleram ambiente ácido).

Apesar de outros microrganismos estarem presentes no biofilme dental cariogênico, as espécies mais comumente associadas à doença são *Streptococcus mutans* e *Lactobacillus*. A mudança ambiental que provoca alteração da microbiota é explicada pela hipótese da placa ecológica na etiologia da cárie dental (FIG. 5.7). As alterações que ocorrem no meio fazem a relação de simbiose (encontrada na condição de saúde) ser alterada para uma relação de disbiose (gerando doença).

Quando a fonte de carboidrato for sacarose, além da produção de ácidos pelas bactérias, polissacarídeos extracelulares (PECs) são sintetizados por enzimas bacterianas. Entre as enzimas mais estudadas estão as glucosiltransferases e as frutosiltransferases, produzidas por espécies de *S. mutans*. A sacarose (dissacarídeo composto por glicose e frutose) serve de substrato para as duas enzimas: quando for hidrolisada por glucosiltransferases, haverá síntese de polissacarídeos de glicose (glucanos,

LEMBRETE

O biofilme mais poroso é mais cariogênico, pois permite a difusão dos açúcares para seu interior, o que possibilita que as bactérias tenham nutrientes e produzam ácidos, e também dificulta a remoção dos ácidos pela saliva.

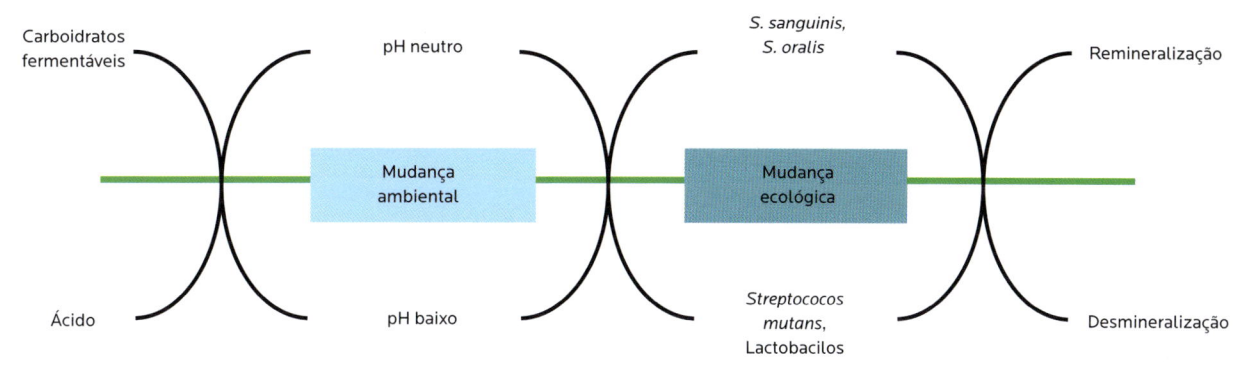

Figura 5.7 – Esquema ilustrando a hipótese da placa ecológica na etiologia da cárie dental. A alta frequência de exposição a carboidratos fermentáveis resulta em produção de ácidos, alterando o pH do ambiente (pH mais baixo no biofilme). A mudança ambiental favorece a seleção de bactérias acidogênicas e acidúricas, como Streptococcus mutans *e* Lactobacillus *(mudança ecológica). A constante produção de ácidos promove a desmineralização dos dentes (esmalte e dentina).*
Fonte: Marsh.[9]

podendo ser insolúveis ou solúveis); quando for hidrolisada por frutosil-transferases, haverá síntese de polissacarídeos de frutose (frutanos, solúveis).

Os PECs insolúveis alteram a matriz extracelular, tornando-a mais volumosa e porosa, e contribuem também para a adesão de novos microrganismos. O biofilme mais poroso é mais cariogênico, pois permite a difusão dos açúcares para seu interior, o que possibilita que as bactérias tenham nutrientes e produzam ácidos, e também dificulta a remoção dos ácidos pela saliva. Os PECs solúveis, por sua vez, atuariam como fonte de reserva energética para a manutenção da viabilidade das células bacterianas em períodos de ausência de exposição a carboidratos.

SAIBA MAIS

Outras características do biofilme associadas à cárie foram apresentadas no livro Cariologia: conceitos básicos, diagnóstico e tratamento não restaurador, desta série.

QUADRO 5.1 — Propriedades de *S. mutans* que contribuem para a cariogenicidade do biofilme

Propriedade	Contribuição para desenvolvimento de cárie
Acidogenicidade (produção de ácidos)	Rápida velocidade de produção de ácidos resultante da eficiência em fermentar açúcares provenientes da dieta
Aciduricidade (tolerar ambiente ácido)	Capacidade das células que lhes permite sobreviver, metabolizar e crescer em ambiente de baixo pH
Produção de polissacarídeos extracelulares (PECs)	PECs insolúveis (glucanos) tornam a matriz extracelular mais volumosa e porosa, contribuindo também para a adesão de novos microrganismos
	PECs solúveis (glucanos e frutanos) atuam como fonte de energia em períodos de ausência de exposição a carboidratos
Produção de polissacarídeos intracelulares	Os polissacarídeos intracelulares atuam como fonte de energia em períodos de ausência de exposição a carboidratos

Além dos PECs, polissacarídeos intracelulares também são sintetizados, na presença tanto de sacarose como de outros açúcares, e também atuam como reserva energética em períodos de restrição de carboidratos. Essas características de *S. mutans* que contribuem para a cariogenicidade do biofilme são apresentadas no QUADRO 5.1.

DOENÇAS PERIODONTAIS

O biofilme acumulado sobre os dentes também é fator etiológico no desenvolvimento de doenças periodontais, nas quais a resposta do hospedeiro para conter os microrganismos ataca os tecidos de suporte dos dentes.

O acúmulo de biofilme na região do sulco gengival (biofilme subgengival) desencadeia primeiramente gengivite; no entanto, a presença de biofilme por si só não é suficiente para a doença progredir para periodontite. Interações complexas entre os mediadores da resposta imune do hospedeiro e o biofilme são necessárias para essa progressão. Como resultado da inflamação, o epitélio juncional na base do sulco gengival migra gradativamente para uma porção mais inferior sobre a raiz do dente, formando bolsas periodontais, as quais favorecem retenção de biofilme em um ambiente distinto. Esse ambiente favorece a seleção de microrganismos periodontopatogênicos.

Na periodontite, a resposta imune do hospedeiro é alterada de modo que a maior parte dos danos nos tecidos se deve a uma inflamação exacerbada. A inflamação local devido ao acúmulo de biofilme provoca aumento do fluxo do FSG e eventual sangramento, o que proporciona proteínas e glicoproteínas como nutrientes, e também ferro e moléculas contendo grupo heme (transferrina e hemoglobina) como novos substratos para o metabolismo bacteriano. Adicionalmente, o local fica privado de oxigênio (diminui o Eh), o que favorece a proliferação de microrganismos anaeróbios. O metabolismo proteolítico causa aumento do pH local, que também favorece o crescimento de bactérias associadas à periodontite.

Assim, as alterações inflamatórias na região periodontal proporcionam um ambiente ideal para o crescimento de bactérias anaeróbias e proteolíticas, estando de acordo com o proposto pela hipótese da

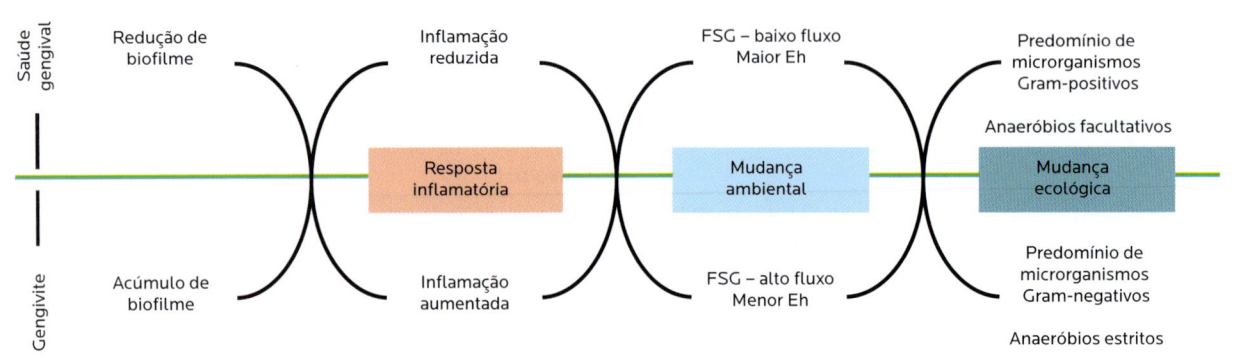

Figura 5.8 – Esquema ilustrando a hipótese da placa ecológica na etiologia de doença periodontal, inicialmente gengivite, a qual pode progredir para periodontite. O acúmulo de biofilme próximo ao sulco gengival promove aumento da resposta inflamatória no hospedeiro e aumento do fluxo do FSG, propiciando um ambiente de anaerobiose (menor Eh). A mudança ambiental favorece a proliferação de bactérias Gram-negativas anaeróbias proteolíticas (mudança ecológica).
FSG, fluido do sulco gengival; Eh, potencial de oxidação-redução (redox).
Fonte: Marsh.[9]

placa ecológica na etiologia da doença periodontal (FIG. 5.8).
A microbiota residente não patogênica muda gradativamente para uma patogênica; logo, a relação de simbiose entre os microrganismos deixa de existir e se estabelece uma relação de disbiose.

Com o objetivo de facilitar o entendimento da interação entre os microrganismos no biofilme subgengival e relacioná-los a parâmetros clínicos da doença periodontal, cinco complexos de cores diferentes foram definidos: amarelo, verde, roxo, laranja e vermelho (FIG. 5.9).[10] O complexo vermelho (*Porphyromonas gingivalis*, *Treponema denticola* e *Tannerella forsythia*) é constituído por bactérias frequentemente relacionadas à periodontite, sendo encontradas em bolsas periodontais mais profundas. O complexo laranja, composto por microrganismos também encontrados em bolsas, precede o vermelho e é mais diversificado. Espécies dos complexos amarelo, verde e roxo, juntamente com *Actinomyces* spp., são associadas a locais de saúde. *Aggregatibacter* (antes *Actinobacillus*) *actinomycetemcomitans* sorotipo b não se enquadra nos complexos e está associado com o desenvolvimento de periodontite agressiva.

Embora a doença periodontal tenha como etiologia a presença de biofilme sobre o dente, esta se diferencia da cárie dental. Na doença periodontal há seleção de bactérias proteolíticas capazes de proliferar em área de inflamação constante, diferentemente de cárie dental, em que há seleção de bactérias sacarolíticas (que metabolizam carboidratos como fonte de energia).

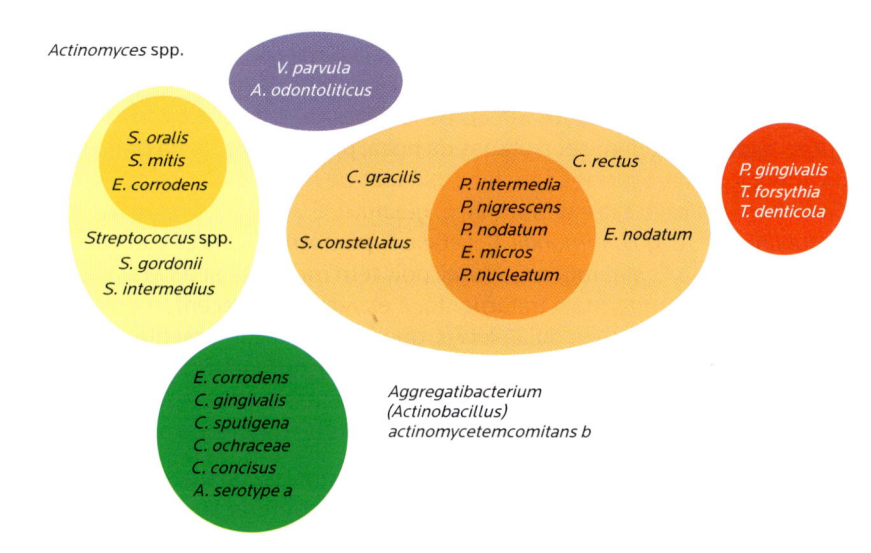

Figura 5.9 – Agrupamento em complexos mostra relação das bactérias com o hospedeiro em estado de saúde e doença periodontal. O esquema mostra relações das espécies dentro dos complexos microbianos (círculos internos) e entre os complexos microbianos. Os microrganismos presentes nos complexos vermelho e laranja são frequentemente encontrados em bolsas periodontais na presença de doença, ao passo que as espécies dos complexos amarelo, verde e roxo são encontradas em locais de saúde.
Fonte: Socransky e colaboradores.[10]

BIOFILMES FORMADOS SOBRE MUCOSAS

Apesar da grande atenção dada a biofilmes formados sobre os dentes, por estarem relacionados às duas doenças mais prevalentes na odontologia, os biofilmes também podem se formar sobre as mucosas. A seguir serão abordados biofilmes que podem se formar sobre as mucosas bucais, relacionados à candidose bucal, e biofilme formado sobre a língua, associado à halitose bucal.

LEMBRETE

O termo *candidíase* é bastante utilizado na literatura para descrever infecção causada por *Candida* spp. No entanto, a terminação "candidose" é preferida, pois esta é a terminologia utilizada para nomear outras infecções causadas por fungos.

ATENÇÃO

O desenvolvimento de candidose bucal pode ser sugestivo de alteração da resposta imune do hospedeiro, o que demanda tratamento e acompanhamento da doença.

CANDIDOSE BUCAL

Uma caraterística importante das superfícies mucosas é a contínua descamação da camada superficial do epitélio, que evita a formação de biofilmes sobre a mucosa. Dessa forma, os microrganismos não conseguem formar biofilmes organizados, como observado sobre os dentes, pois estes são constantemente eliminados juntamente com as células epiteliais. Apesar de não ser observado biofilme visível sobre as mucosas, estas também são colonizadas por bactérias e por fungos, os quais são os principais responsáveis por doenças que acometem as mucosas bucais.

O gênero *Candida* engloba as espécies de fungos comumente associadas às infecções fúngicas bucais, denominadas candidoses. As espécies de *Candida* (*Candida* spp.) são fungos comensais presentes na cavidade bucal de indivíduos saudáveis, podendo ser considerados residentes normais da microbiota, e geralmente inofensivos ao hospedeiro humano. No entanto, quando ocorrem mudanças ambientais em que o hospedeiro não é capaz de conter a proliferação de *Candida* spp., uma mudança para um estado de doença pode ocorrer. Assim, as candidoses orais são infecções oportunistas causadas por *Candida* spp. que dependem da predisposição do hospedeiro para que ocorram. Apesar de o termo *candidíase* ser também bastante utilizado na literatura para descrever infecção causada por *Candida* spp., a terminação -*ose* é preferida, pois esta terminologia é utilizada para nomear outras infecções causadas por fungos.

O gênero *Candida* contém mais de 200 espécies, mas poucas delas estão relacionadas com infecção humana. *C. albicans* é a mais frequentemente isolada da boca, tanto em estado comensal (saúde) como em casos de candidose bucal (doença). Estima-se que essa espécie represente mais de 80% de todos os isolados bucais de fungos. Além da *C. albicans*, outras espécies podem ser isoladas da boca, principalmente na presença de doença. Essas espécies são denominadas de forma genérica como *Candida* não *albicans*, a exemplo de *C. glabrata*, *C. krusei*, *C. tropicalis*, *C. dubliniensis*, *C. guilliermondii*, *C. kefyr* e *C. parapsilosis*. Maior atenção tem sido dada a *C. glabrata* e *C. krusei*, pois têm maior resistência a antifúngicos, dificultando o tratamento. A espécie mais recentemente identificada (1995) foi a *C. dubliniensis*, que foi isolada juntamente com *C. albicans* de indivíduos infectados pelo vírus da imunodeficiência humana (HIV). Geralmente as espécies não *albicans* estão presentes juntamente com *C. albicans* nos diferentes tipos de candidose bucal.

Independentemente da espécie, o desenvolvimento da doença engloba a adesão de *Candida* spp. à mucosa, proliferação e invasão tecidual; em contrapartida, há a resposta do hospedeiro frente a esse ataque. A resposta imune do hospedeiro é fundamental para evitar a proliferação fúngica, e a maioria dos pacientes imunocomprometidos é mais suscetível ao desenvolvimento de candidose, como pacientes transplantados, portadores de HIV e aqueles em tratamento de tumores. Em muitos casos, o desenvolvimento de candidose bucal pode ser sugestivo de alteração da resposta imune do hospedeiro, o que demanda tratamento e acompanhamento da doença.

DESENVOLVIMENTO DE CANDIDOSE

As espécies de *Candida* têm fatores de virulência que propiciam a adesão à mucosa e sua invasão. A proliferação sobre o epitélio e a invasão gradativa dos tecidos possibilita que, em casos mais graves, os microrganismos adentrem a corrente sanguínea e, posteriormente, colonizem outros tecidos.

A adesão se dá primeiramente por adesinas presentes nas células fúngicas, como manoproteínas e adesinas fibrilares, que se ligam a receptores presentes nas células do hospedeiro. Uma característica de *Candida* spp. que contribui para a colonização dos tecidos é sua capacidade de crescer em diferentes tipos morfológicos, incluindo células em forma de levedura, pseudo-hifas (cadeias alongadas de células leveduriformes) e hifas verdadeiras (FIG. 5.10).

Quando ligadas à mucosa do hospedeiro, as espécies de *Candida* spp., e em particular *C. albicans*, têm a capacidade de mudar sua morfologia de levedura para hifa, favorecendo a penetração do epitélio e aumentando a resistência das células à fagocitose pelo sistema imune do hospedeiro (QUADRO 5.2). O fenômeno de diferenciação morfológica das espécies

QUADRO 5.2 — Morfologias de células de *Candida* spp. patogênicas

Espécies	Morfologia
C. albicans	Levedura, pseudo-hifa, hifa
C. tropicalis	Levedura, pseudo-hifa, hifa
C. dubliniensis	Levedura, pseudo-hifa, hifa
C. glabrata	Levedura, pseudo-hifa
C. guilliermondii	Levedura, pseudo-hifa
C. parapsilosis	Levedura, pseudo-hifa

Fonte: Thomson e colaboradores.[11]

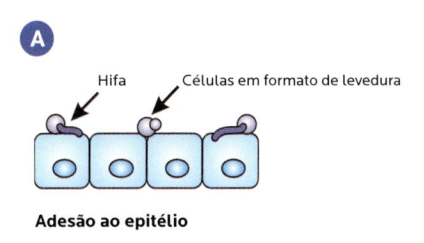

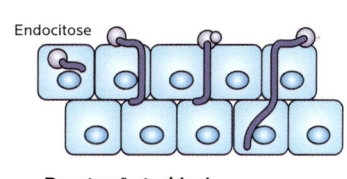

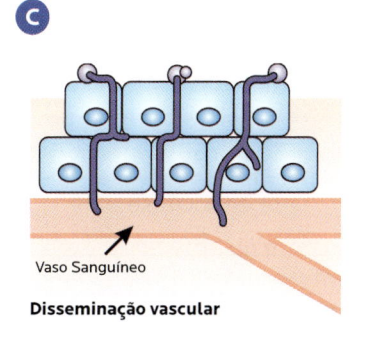

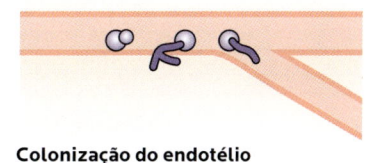

Figura 5.10 – Passos durante a invasão dos tecidos por C. albicans: (A) adesão ao epitélio; (B) penetração epitelial, invasão por hifas e endocitose; (C) penetração de hifas em vasos sanguíneos e disseminação de leveduras na corrente sanguínea; (D) colonização endotelial, evasão da corrente sanguínea e penetração em tecidos.

de *Candida* spp. está relacionado com os estímulos do meio no qual as células proliferam. A mudança morfológica da célula é associada a:
- Alteração na expressão de genes que alteram antígenos e adesinas de superfície.
- Suscetibilidade a medicamentos.
- Resistência à fagocitose por leucócitos polimorfonucleares.

Em *C. albicans*, duas adesinas importantes na adesão ao epitélio são altamente expressas durante a transição da forma de levedura para hifa: a proteína de parede de hifa 1 (Hwp1, do inglês *hyphal wall protein 1*); e a sequência do tipo aglutinina 3 (Als3, do inglês *agglutinin-like sequence 3*). A Als3 também pode se ligar a receptores caderina-E, em células epiteliais, induzindo endocitose pelas células do hospedeiro. Dessa maneira, o fungo é internalizado pelas células da mucosa sem causar danos a ela. A *C. albicans* também pode penetrar diretamente no tecido, causando danos ao epitélio; as hifas são mais potentes em danos do que as células leveduriformes (QUADRO 5.3).

QUADRO 5.3 — Fatores de virulência de *C. albicans*

Fator de virulência	Efeito
Adesão	**Promove a adesão à mucosa**
Hidrofobicidade da superfície celular	Desencadeia processo de aderência não específico
Adesinas na superfície celular (Als3 e Hwp1)	Facilitam mecanismos específicos de adesão
Evasão das defesas do hospedeiro	**Promove a retenção na boca**
Morfodiferenciação em hifas	Dificulta fagocitose
Produção de SAPs	Destrói IgA
Invasão e destruição do tecido hospedeiro	**Aumenta a patogenicidade**
Morfodiferenciação em hifas	Promove invasão epitelial
Adesina Als3	Invade epitélio por endocitose
Produção de SAPs	Causa danos nas células do hospedeiro e na matriz extracelular
Produção de PLs	Causa danos nas células do hospedeiro
Saída da corrente sanguínea para outros tecidos	**Aumenta a patogenicidade**
Adesina Als3	Sai da corrente sanguínea por endocitose para colonizar tecidos-alvo

Als3, sequência do tipo aglutinina 3; Hwp1, proteína de parede de hifa 1; SAP, aspartil protease; PL, fosfolipase; IgA, imunoglobulina A.

A destruição do tecido do hospedeiro, principalmente por *C. albicans*, é facilitada pela secreção de enzimas hidrolíticas para o ambiente: aspartil proteases (SAPs, do inglês *secreted aspartyl proteases*) e fosfolipases (PLs, do inglês *phospholipases*). A *C. albicans* pode expressar 10 diferentes SAPs, mas três delas (SAP4, SAP5 e SAP6) tendem a ser mais potentes em causar danos epiteliais durante a diferenciação em hifas. Além de SAPs, as PLs também são consideradas fatores de virulência de *Candida*. As PLs são enzimas que hidrolisam fosfolipídeos em ácidos graxos; assim, contribuem para a degradação da membrana das células epiteliais do hospedeiro.

Quatro classes de PLs (A, B, C e D) foram descritas para as espécies de *Candida*. Quando a invasão não é controlada, os fungos podem chegar à corrente sanguínea do hospedeiro. A adesina Als3 expressa por *C. albicans* interage também com os receptores caderina-N, em células endoteliais, possibilitando que o fungo se mova para fora da corrente sanguínea pelo processo de endocitose, adentrando outros tecidos e também formando biofilme (FIG. 5.10).

A defesa do hospedeiro contra *Candida* spp. envolve inicialmente uma ação não específica por moléculas antimicrobianas (lactoferrina, α- e β-defensinas, histatina, lisozima, IgA, mucina, peroxidade e transferrina) presentes na saliva e no FSG, e atividade fagocítica de monócitos e polimorfonucleares. Em caso de invasão tecidual, ocorrerá também defesa específica pela produção de anticorpos.

QUADRO 5.4 — **Fatores locais e sistêmicos do hospedeiro que podem predispor ao desenvolvimento de candidose bucal**

Fatores locais do hospedeiro
Fluxo salivar reduzido
Próteses totais e parciais removíveis
Uso de corticosteroides inalatórios
Dieta rica em carboidratos
Fatores sistêmicos do hospedeiro
Doenças endócrinas (p. ex., diabetes)
Pacientes imunocomprometidos
Uso de antibióticos de amplo espectro
Deficiência nutricional

Macrófagos e células dendríticas, que atuam como sentinelas dentro da mucosa, fagocitam os patógenos e apresentam antígenos na superfície externa da membrana, sendo denominadas células apresentadoras de antígenos (APCs, do inglês *antigen-presenting cells*). Após o processo de fagocitose, as APCs migram para o linfonodo e ativam os linfócitos T auxiliares (CD4+). Os linfócitos T auxiliares, por sua vez, também são capazes de ativar linfócitos T matadores (CD8+) e linfócitos B, reconhecendo o mesmo antígeno. Qualquer deficiência no funcionamento de algum desses mecanismos de defesa pode predispor o indivíduo à candidose bucal, a exemplo de pacientes HIV-positivos, nos quais o vírus ataca e destrói os linfócitos CD4+.

Apesar de a maioria dos estudos avaliar a candidose bucal dando ênfase somente para *Candida* spp., sabe-se que na cavidade bucal existem inúmeras espécies de bactérias que interagem com os fungos. Atualmente os estudos mostram que as bactérias interagem com a parede celular dos fungos, principalmente na forma de hifas. Foi demonstrado que as bactérias orais, tais como *Streptococcus* spp. e *Actinomyces* spp., podem proliferar em sinergismo com *C. albicans*,[12,13] inclusive estimulando maior formação de hifas quando comparado ao crescimento apenas de *C. albicans* em monoespécie. Além disso, a presença de bactérias tende a facilitar a invasão tecidual por *C. albicans*,[14,15] aumentando a destruição epitelial.

Alguns fatores do hospedeiro podem facilitar o desenvolvimento de candidose bucal (QUADRO 5.4). Entre os fatores locais, o fluxo salivar reduzido (por uso de medicamentos ou radioterapia de cabeça e pescoço, p. ex.) dificulta a lubrificação das mucosas e a defesa do organismo, propiciando a proliferação de *Candida* spp. O uso de próteses removíveis, que recobrem principalmente o palato, funcionam como uma superfície não descamativa; assim, biofilme se forma sobre a base da prótese em contato com a mucosa, atuando como um reservatório de microrganismos para desenvolver doença. O uso de corticosteroides inalatórios de maneira crônica diminui a resposta do hospedeiro. Uma dieta rica em carboidratos também é apontada como fator que favorece a proliferação de fungos. Como fatores sistêmicos, citam-se os casos de pacientes imunocomprometidos (HIV-positivos, transplantados) e portadores de doenças endócrinas que também promovam certa imunossupressão. O uso contínuo de antibióticos de amplo espectro altera a microbiota, matando grande números de bactérias; esse fator altera o sinergismo entre as espécies, favorecendo a proliferação de *Candida* spp. Pacientes com deficiência nutricional também são mais suscetíveis a infecções fúngicas.

HALITOSE BUCAL

O biofilme formado sobre a língua, também chamado de saburra lingual, tem sido considerado a principal causa de halitose bucal, mau odor ou odor fétido proveniente da boca.

Embora a língua apresente a característica de constante descamação do epitélio, os microrganismos também conseguem colonizá-la e se organizar em biofilme sobre sua superfície, principalmente devido à topografia irregular decorrente do grande número de papilas (filiformes, fungiformes, foliadas e valadas). A presença das papilas faz a mucosa lingual não ser uma superfície plana, mas com inúmeras depressões, as quais favorecem acúmulo de alimentos e microrganismos. Essas áreas de retenção favorecem proteção para o biofilme formado contra sua fácil remoção. Em casos de língua fissurada ou pilosa, a superfície lingual é mais irregular, apresentando anatomia ainda mais favorável para retenção de microrganismos.

O biofilme formado sobre a língua não é facilmente removido devido às irregularidades de sua superfície. As inúmeras áreas de retenção fornecem um ambiente com menor concentração de oxigênio (baixo Eh), favorecendo a proliferação de bactérias Gram-negativas anaeróbias. Além disso, as células epiteliais desprendidas servem como fonte nutricional, selecionando bactérias proteolíticas. Metabólitos produzidos por espécies de *Porphyromonas*, *Prevotella*, *Fusobacterium* e *Treponema* estão associadas à halitose (mau odor bucal).

A halitose está associada ao metabolismo proteolítico, produzindo compostos sulfurados voláteis (CSVs), principalmente sulfeto de hidrogênio (H_2S) e metil mercaptano (CH_3SH), com menor concentração de dimetilsulfureto [$(CH_3)_2S$]. Pacientes com halitose oriunda da saburra lingual devem ser orientados a higienizar a língua, evitando o acúmulo desse biofilme.

CONCLUSÃO

O conhecimento das características da cavidade bucal possibilita entender como este ambiente é colonizado por diferentes microrganismos e como estes se organizam em biofilmes nas diferentes superfícies presentes na boca (descamativas e não descamativas).

Além disso, o conhecimento de como o equilíbrio nas interações entre os microrganismos e o indivíduo (saúde - simbiose) pode ser quebrado é fundamental para compreender a formação de biofilmes patogênicos (doença - disbiose) relacionados à cárie dental e doença periodontal.

O entendimento dos biofilmes bucais e sua implicação em saúde e doença é necessário para a atividade prática do cirurgião-dentista no enfrentamento das duas doenças mais prevalente da odontologia: cárie dental e doença periodontal.

Atividades práticas

A acidogenicidade da microbiota bucal quando em contato com diferentes açúcares pode ser avaliada para ilustrar os conceitos sobre o papel do biofilme no desenvolvimento de cárie dental apresentados neste capítulo. A seguir, um roteiro de aula prática ministrada sobre esse assunto pela área de Bioquímica na disciplina Cárie II, do currículo integrado do curso de Odontologia da FOP/Unicamp.

AULA PRÁTICA – ACIDOGENICIDADE DA MICROBIOTA BUCAL

Cárie dental foi uma das doenças bucais estudadas neste Capítulo 5. Para o desenvolvimento da doença, é necessário, além do acúmulo de biofilme, exposição frequente do mesmo a carboidratos fermentáveis. As bactérias acidogênicas da microbiota bucal metabolizam os açúcares com formação de ácidos, queda de pH e desmineralização da estrutura mineral dos dentes. Nessa aula prática será demonstrada a capacidade que as bactérias da saliva e biofilme dental têm de fermentar em ácidos a glicose, frutose, sacarose, lactose e amido, carboidratos presentes em nossa dieta.

MATERIAIS & REAGENTES

- Escovas dentais novas
- Goma base ou parafilme
- Tubos de ensaio
- Carboidratos: glicose, frutose, lactose, sacarose e amido
- Peagômetro

PROCEDIMENTOS

1. Três voluntários são necessários para a realização da demonstração desta aula prática. Os voluntários serão codificados com as siglas V1, V2 e V3.
2. Deixar de escovar os dentes por 12 horas (basta não escovar de manhã, por exemplo).
3. Escovar os dentes sem creme dental e com uma escova nova, coletando num tubo de ensaio toda secreção salivar mista produzida até obter volume de aproximadamente 6,5 mL. Neste tubo, codificado pela letra B (biofilme), haverá bactérias em suspensão, principalmente do biofilme dental acumulado sobre os dentes durante a noite.
4. Em seguida, mastigar um pedaço de parafilme e coletar num tubo, codificado por S (saliva), toda a saliva produzida, até um volume de aproximadamente 6,5 mL.
5. Marcar 12 tubos de ensaio de vidro com os códigos BC, BG, BF, BL, BSac, BA, SC, SG, SF, SSac, SL e SA (B, biofilme; S,saliva; C,controle; G,glicose; F, frutose; L, lactose; Sac, sacarose e A, amido).
6. Aos tubos BG e SG adicionar 10 mg de glicose; aos BF e SF, 10 mg de frutose; aos BSac e Ssac, 10 mg de sacarose; aos BL e SL, 10 mg de lactose; e aos tubos BA e SA, 10 mg de amido.
7. Homogeneizar os conteúdos dos tubos B (biofilme) e S (saliva) e transferir alíquotas de 1,0 mL para, respectivamente, os tubos B e S contendo os carboidratos e para os tubos C (controle)
8. Medir o pH inicial do conteúdo dos tubos com microeletrodo de pH e incubar a 37 °C. Repetir a determinação do pH após 30, 60, 90 e 120 min.

9. Anote os resultados no quadro a seguir:

Variação do pH em função do tipo de microbiota (B ou S), tipo de carboidrato (G, F, Sac, L e A), doador da microbiota (V1, V2 e V3) e do tempo (min) de incubação.

Tubos	Tempo (min)														
	0			30			60			90			120		
	V1	V2	V3	V1	V2	V3	V1	V2	V3	V1	V2	V3	V1	V2	V3
B. Controle															
B. Glicose															
B. Frutose															
B. Sacarose															
B. Lactose															
B. Amido															
S. Controle															
S. Glicose															
S. Frutose															
S. Sacarose															
S. Lactose															
S. Amido															

B, biofilme; S, saliva; C, controle; G, glicose; F, frutose; L, lactose; Sac, sacarose; A, amido; V1, voluntário 1; V2, voluntário 2; V3, voluntário 3.

10. Faça um relatório dessa aula explorando:
    a. Há diferença entre V1, V2 e V3?
    b. Há diferença entre B (biofilme) e S (saliva)?
    c. Há diferença entre G (glicose), F (frutose), L (lactose), Sac (sacarose) e A (amido)?

6

Mecanismo de ação do fluoreto

Livia Maria Andaló Tenuta
Lina María Marín
Jaime A. Cury

OBJETIVOS DE APRENDIZAGEM

- Compreender os mecanismos de ação e os efeitos físico-químicos do fluoreto
- Conhecer os meios de uso do fluoreto e suas diferenças, além das recomendações de uso em odontologia

A epidemiologia das doenças bucais tem passado por transformações nas últimas décadas, e, entre todas, a cárie dental é provavelmente a que mais drasticamente modificou o seu perfil de prevalência e incidência. Na década de 1980, cerca de metade das crianças de 12 anos no Brasil tinham um índice CPOD (número de dentes cariados, perdidos e obturados) de 6 ou mais; nos anos 2000 esses números se inverteram totalmente, para mais de 60% com índice CPOD de 0 a 3.[1] Destaca-se, ainda, o número de crianças livres de cárie nessa faixa etária, que passou de menos de 5% na década de 1980 para 44% no último levantamento nacional.[1,2]

Tal inversão na prevalência e na incidência da cárie só foi possível graças ao uso abrangente de fluoreto em diferentes meios. Ele é reconhecidamente um fator preponderante na mudança epidemiológica ocorrida nos últimos anos.[3] Entre os meios de uso de fluoreto, alguns se destacam por sua abrangência coletiva (água fluoretada, dentifrícios fluoretados), e, outros, em nível individual ou profissional (géis e vernizes fluoretados); todos, porém, apresentam o mesmo mecanismo de ação, que será o tema deste capítulo.

COMO O FLUORETO FUNCIONA

CONCEITOS PRELIMINARES

Para entender como os diferentes meios de uso de fluoreto funcionam, o primeiro passo é esclarecer as diferenças nas nomenclaturas *flúor* e *fluoreto*. O primeiro termo diz respeito ao elemento químico flúor – que está presente na natureza, mais comumente, na forma de minerais, ou seja, ligado a outros elementos químicos, como o cálcio. Já o termo *fluoreto* refere-se ao flúor na forma iônica, ou seja, F^-. Este é o agente responsável pelo mecanismo anticárie do elemento químico – o fluoreto só tem ação anticárie quando está na forma iônica.

Esse primeiro conceito já diz muito a respeito do mecanismo de ação do fluoreto – se o único agente importante no controle de cárie é o flúor na forma iônica, então o fluoreto ligado a estrutura dental, ou seja, o enriquecimento do dente com flúor não tem efeito anticárie significativo, já que o flúor não está na forma iônica. De fato, o enriquecimento do dente com fluoreto é uma consequência do processo de cárie na presença do íon, como será descrito a seguir.

EFEITO FÍSICO-QUÍMICO DO FLUORETO

O fluoreto apresenta um efeito extremamente relevante nos processos de desmineralização e remineralização aos quais a estrutura mineral dos dentes está continuamente sujeita na cavidade bucal. Esse efeito é do tipo físico-químico, pois envolve a solubilidade distinta dos minerais hidroxiapatita (HA) e fluorapatita (FA), dependendo de o fluoreto estar ou não presente no meio bucal (saliva ou fluido do biofilme).

De forma simplificada, quando a estrutura dental está perdendo minerais tipo HA para o meio bucal (nos momentos de queda de pH no biofilme dental pela fermentação de açúcares, por exemplo) na forma de íons cálcio (Ca^{2+}) e fosfato (PO_4^{3-}), a presença de fluoreto nesse meio, mesmo em concentrações muito baixas (da ordem de micromolar, ou seja, aproximadamente 0,02 ppm F), reduz essa dissolução mineral, já que parte dos íons Ca^{2+} e PO_4^{3-} que seriam perdidos para o meio retornam para a estrutura mineral dos dentes pela precipitação de um mineral menos solúvel, a FA. Então, físico-quimicamente, havendo fluoreto no meio bucal, a desmineralização será menor do que aquela ocorrida na ausência de fluoreto. O resultado, como em uma equação matemática simples, é uma diminuição da perda mineral total (FIG. 6.1).

Quando o meio já não está mais crítico para a dissolução dos minerais dentais (por exemplo, quando o pH do biofilme dental já subiu, ou quando o biofilme foi removido pela escovação), a presença de fluoreto favorece a capacidade remineralizadora da saliva (ver Cap. 4, Composição, funções e propriedades da saliva), acelerando a reparação da perda mineral ocorrida anteriormente (FIG. 6.2).

FLÚOR

Em português, o termo *flúor* é usado para mencionar o mecanismo de ação do seu íon, o fluoreto. Em inglês, os termos são distintos – *fluorine* para o elemento químico, e *fluoride* para seu íon. Portanto, em uma tradução do inglês para o português, *fluoride* refere-se ao fluoreto. Neste capítulo e ao longo deste livro, será usada a nomenclatura *fluoreto*. Entretanto, em outros materiais, o termo *flúor* pode ser usado como seu sinônimo.

Desmineralização dental na ausência de fluoreto: Dissolução de minerais na forma de HA = Perda mineral máxima

Desmineralização dental na presença de fluoreto: Dissolução de minerais na forma de HA − Precipitação simultânea de minerais contendo fluoreto (FA) = Menor perda de mineral

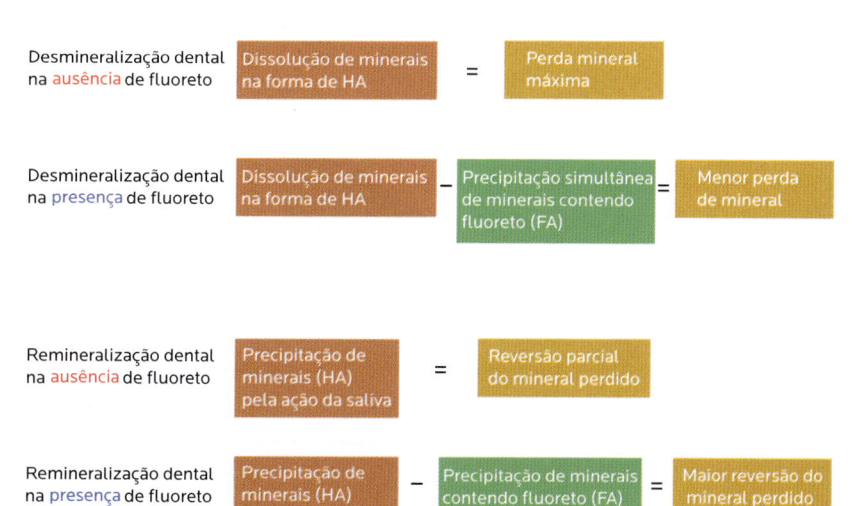

Figura 6.1 – Aritmética da redução da perda mineral pela presença de fluoreto durante um evento de desmineralização dental.

Remineralização dental na ausência de fluoreto: Precipitação de minerais (HA) pela ação da saliva = Reversão parcial do mineral perdido

Remineralização dental na presença de fluoreto: Precipitação de minerais (HA) pela ação da saliva − Precipitação de minerais contendo fluoreto (FA) = Maior reversão do mineral perdido

Figura 6.2 – Aritmética da potencialização do efeito remineralizante da saliva na presença de fluoreto.

A capacidade do fluoreto de potencializar a precipitação de minerais na estrutura dental tem relação com o produto de solubilidade da FA: uma constante da ordem de 10^{-121} M^{18}. A solubilidade da HA (principal mineral da estrutura dental), por outro lado, é da ordem de 10^{-117} M^{18} (os conceitos da propriedade de solubilidade dos tecidos dentais foram descritos no Cap. 1, Conceitos de pH, sistemas tampão e solubilidade: aplicação na odontologia, e no Cap. 3, Composição química e propriedades dos dentes). Quanto maior for essa constante, mais solúvel será o mineral. Assim, embora ambas sejam muito pouco solúveis, a FA é 10 mil vezes menos solúvel do que a HA. Essa menor solubilidade da FA se manifesta mesmo em pHs baixos, onde reside o segredo do efeito local do fluoreto na redução da desmineralização da estrutura mineral dos dentes quando da ingestão de açúcar, da produção de ácidos e da queda de pH.

Assim, como ilustrado na **FIGURA 6.3**, quando o meio bucal atinge um pH inferior a 5,5 (pH crítico para dissolução do esmalte), há dissolução da HA porque o meio se torna subsaturado em relação a esse mineral. Entretanto, havendo fluoreto no meio, este se tornará subsaturado em relação à FA somente em pH inferior a 4,5. Portanto, na faixa de pH entre 4,5 e 5,5, ocorrem os eventos de redução da desmineralização descritos. Ou seja, entre pH 4,5 e 5,5, ao mesmo tempo em que o dente perde Ca^{2+} e PO_4^{3-} na forma de HA, ele ganha esses íons como FA. Essa é normalmente a faixa de queda de pH que se observa quando o biofilme dental é exposto a açúcares fermentáveis; como resultado líquido da simples presença de fluoreto no meio, haverá menor dissolução mineral do dente (efeito do fluoreto na redução da desmineralização). Por isso, diz-se que o fluoreto muda o pH crítico de dissolução do esmalte, que passa de 5,5 para 4,5.

Quando o pH se eleva novamente a patamares acima de 5,5 **(FIG. 6.3)**, o meio, que já é supersaturado em relação à FA, volta a ser supersaturado em relação à HA. Assim, há potencialização da remineralização, pois minerais à base de HA e FA se precipitam no esmalte desmineralizado (efeito do fluoreto na ativação da remineralização).

Além de uma menor perda mineral na presença de fluoreto livre no meio bucal (saliva, fluido do biofilme), o processo de cárie na presença de fluoreto também resulta no aumento da concentração deste na estrutura dental **(FIGS. 6.1 / 6.2)**. No entanto, esse aumento deve ser

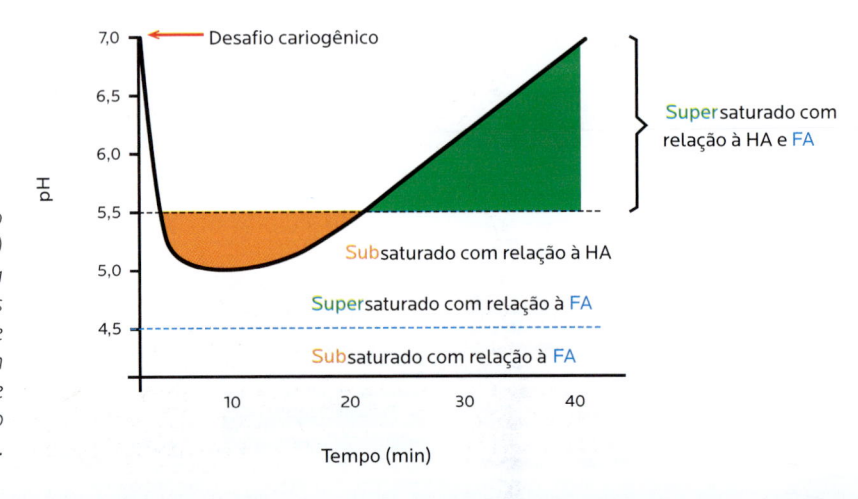

Figura 6.3 – Curva de queda de pH no biofilme dental (curva de Stephan) após desafio cariogênico (exposição à sacarose) evidenciando as situações de subsaturação (dissolução) e supersaturação (precipitação) em relação aos minerais hidroxiapatita e fluorapatita em presença de fluoreto no meio bucal.

considerado uma consequência do efeito físico-químico do fluoreto no processo de cárie, e não a razão da redução de cárie, como será explicado a seguir.

OUTROS EFEITOS ANTICÁRIE DO FLUORETO

A informação de que a FA é um mineral 10 mil vezes menos solúvel do que a HA gera expectativa de que, uma vez que tenha sido formada FA no mineral dental, este se torne menos solúvel. De fato, esse raciocínio foi aplicado nas primeiras décadas após a descoberta do fluoreto como um agente anticárie: acreditava-se que o fluoreto deixaria a estrutura mineral dos dentes menos solúvel a ácidos, isto é, mais resistente ao processo de desmineralização. Infelizmente, tal efeito não é observado porque, apesar de haver incorporação de fluoreto na estrutura mineral dos dentes – seja durante a formação dos dentes, seja durante os processos de desmineralização e remineralização –, nunca haverá no dente FA pura (para mais detalhes, ver Cap. 3 deste livro e Cap. 2 do livro de Cariologia I). Assim, a afirmação de que "o fluoreto aumentou a resistência do dente à cárie" não se justifica. Haverá uma redução significativa da progressão das lesões de cárie nos dentes pela simples presença de fluoreto livre no meio bucal, mas isso se deve aos mecanismos descritos e ilustrados nas **FIGURAS 6.1** e **6.2**.

O mecanismo de ação do fluoreto – segundo o qual o importante é a presença do íon na forma livre no meio bucal, e não sua incorporação na estrutura dental – pode ser ilustrado pelo experimento cujos resultados estão apresentados na **TABELA 6.1**. Nesse trabalho foi avaliada a resistência à desmineralização do esmalte humano e de tubarão, sendo esse último composto essencialmente por FA. Em condições altamente cariogênicas e na ausência de fluoreto no meio bucal, observou-se uma maior perda mineral no esmalte humano do que no esmalte de tubarão. Por outro lado, a perda líquida de mineral do esmalte humano foi ainda menor do que aquela observada no esmalte de tubarão quando fluoreto foi mantido no meio bucal pela realização diária de bochechos fluoretados. Assim, observa-se que, mesmo contendo 25 vezes mais fluoreto do que o esmalte humano, o esmalte de tubarão ainda sofreu desmineralização, e esta

PARA PENSAR

Além do efeito físico-químico, também tem sido atribuído ao fluoreto efeito antimicrobiano. De fato, concentrações constantes de fluoreto no meio, acima de 10 ppm, são capazes de afetar a capacidade dos microrganismos de produzir ácido. Em condições laboratoriais, o efeito antimicrobiano do fluoreto é facilmente demonstrado – basta cultivar bactérias do biofilme dental em um meio contendo concentrações de fluoreto acima de 10 ppm ou próximas desse valor. No entanto, essa concentração jamais é mantida constante na cavidade bucal. Ela é atingida na cavidade bucal minutos após o uso de produtos fluoretados, como dentifrícios e bochechos, mas a saliva rapidamente dilui o fluoreto disponibilizado na boca. Portanto, o efeito antimicrobiano do fluoreto no controle de cárie é considerado marginal em comparação com seu efeito físico-químico. Esse efeito também é utópico, porque logo após o uso de produtos fluoretados não está ocorrendo produção de ácidos no biofilme, desde que o indivíduo não coma açúcar imediatamente após ter escovado os dentes, prática que não é comum.

TABELA 6.1 — **Efeito do fluoreto incorporado na estrutura do esmalte humano e de tubarão e do fluoreto mantido no meio bucal (bochecho com solução de NaF a 0,2% (900 ppm F), 1 vez ao dia) na desmineralização do esmalte**

Esmalte	Concentração de F (ppm F) na superfície do esmalte (média ± desvio padrão)	NaF 0,2%	% de volume mineral (média ± desvio padrão)
Humano (HA)	1.270 ± 100 ppm F		1.680 ± 1.000
		1 vez ao dia	965 ± 270
Tubarão (FA)	32.000 ± 2.000 ppm F		607 ± 500

Fonte: Adaptada de Ögaard e colaboradores.[4]

foi maior do que aquela sofrida pelo esmalte humano na presença de fluoreto no meio bucal.

MEIOS DE USO DE FLUORETO

No passado, os meios de uso de fluoreto em odontologia foram classificados em sistêmicos e tópicos, com base no entendimento de que o fluoreto ingerido sistemicamente seria incorporado na estrutura dos dentes como FA, tornando-os mais resistentes à desmineralização. Entretanto, como descrito previamente, todos os meios de uso de fluoreto para o controle da cárie têm o mesmo mecanismo de ação: aumentar a concentração do fluoreto no meio bucal, principalmente pela sua retenção no fluido do biofilme (efeito tópico), para que ele possa atuar diminuindo a desmineralização e promovendo a remineralização dental.

Como o mecanismo de ação do fluoreto é essencialmente tópico, por meio de sua presença na saliva e no fluido do biofilme, os meios de uso de fluoreto devem ser classificados, de acordo com seu modo de aplicação, em coletivos, individuais e profissionais, assim como em combinações entre esses. Cada um desses meios tem diferentes mecanismos para manter concentrações constantes do íon no meio bucal, os quais serão descritos a seguir.

MEIOS DE USO COLETIVO

Os meios de uso coletivo são aqueles que atingem toda a população com base na "ingestão" diária de baixas concentrações de fluoreto. A agregação de fluoreto ao tratamento da água de abastecimento público é considerada a medida de saúde pública por excelência para o controle da cárie, e a agregação ao sal de cozinha é uma estratégia alternativa.[5] Por meio da ingestão frequente e contínua de água fluoretada, ou de alimentos cozidos com água ou sal fluoretado, é possível aumentar a concentração de fluoreto no meio bucal, disponibilizando-o para interferir com os processos de desmineralização e remineralização já descritos.

Uma pequena fração do fluoreto ingerido pode ser retida tanto na saliva quanto no biofilme durante a ingestão de água fluoretada ou a mastigação de alimentos cozidos com água ou sal fluretado. Quando alimentos preparados com água otimamente fluoretada (0,7 ppm F) são mastigados, a concentração do fluoreto na saliva permanece aumentada até por uma hora. No caso de alimentos preparados com sal fluoretado contendo 183,4 mg F/kg, a concentração salivar se mantém alta por até duas horas (FIG. 6.4). Esses achados ressaltam a importância do efeito tópico dos meios coletivos de uso de fluoreto para o controle do processo de cárie.

A maior parte do fluoreto presente nos alimentos é ingerida, absorvida no trato gastrintestinal e disponibilizada no sangue, a partir do qual pode ser tanto excretada pela urina quanto incorporada nos tecidos mineralizados do corpo: dentes (durante o desenvolvimento dental) e osso (ver Cap. 7, Metabolismo e toxicidade do fluoreto). De forma mais

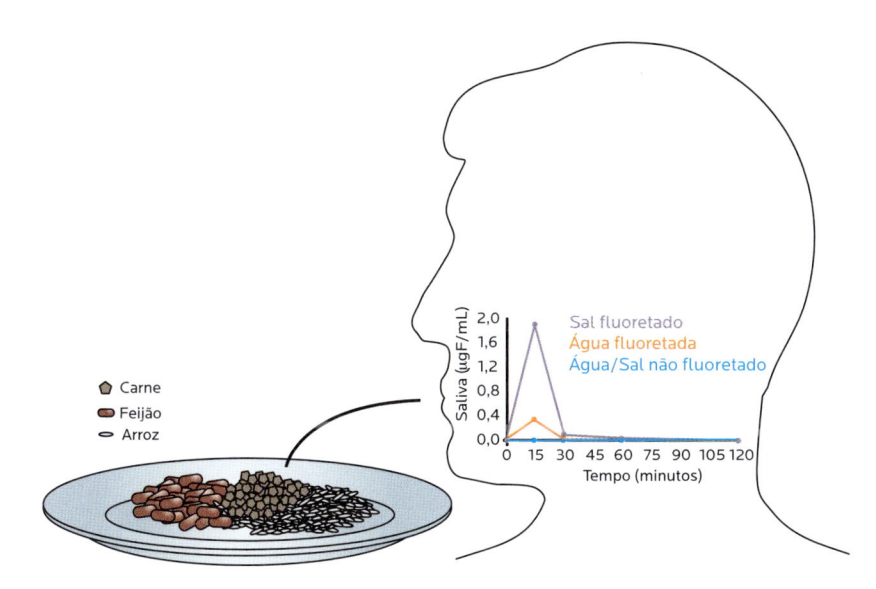

Figura 6.4 – Concentração de fluoreto na saliva durante e após a mastigação de alimentos cozidos com sal fluoretado, água fluoretada ou com o seu respetivo controle (água e sal não fluoretado). Durante a mastigação do alimento (15 minutos) cozido com água ou sal fluoretado, a concentração de fluoreto na saliva aumenta drasticamente. Embora essa concentração diminua após a deglutição do alimento (15-30 minutos), ela se mantém mais alta do que os níveis basais até por uma hora quando o alimento é cozido com água fluoretada, ou por até duas horas quando é utilizado sal fluoretado para a cocção dos alimentos.
Fonte: Adaptada de Lima e colaboradores.[6]

importante, o fluoreto circulante será secretado na saliva, retornando à cavidade bucal. Devido à ingestão contínua de fluoreto e ao contínuo processo de remodelamento ósseo, indivíduos que vivem em regiões providas de água fluoretada apresentam na saliva concentrações ligeiramente elevadas de fluoreto em relação àqueles que vivem em regiões onde a água não é fluoretada.[7]

Deve-se ressaltar que, embora o fluoreto incorporado no osso possa ser disponibilizado para o sangue pelos processos de remodelação óssea, essa "poupança" óssea de fluoreto não é capaz de manter o efeito anticárie do meio coletivo se a ingestão for interrompida.[8,9] Considerando esse fato, é importante garantir a continuidade dos programas coletivos de fluoretação da água e do sal, com o intuito de manter o íon flúor constantemente no meio ambiente bucal para interferir com o processo desmineralização e remineralização e com o desenvolvimento de lesões de cárie.

MEIOS DE USO INDIVIDUAL

Uso de dentifrício e bochecho fluoretados são considerados meios individuais de uso de fluoreto. O dentifrício fluoretado é o meio mais racional de uso de fluoreto, já que combina a desorganização mecânica do biofilme – durante o ato da escovação dental – e a disponibilização do fluoreto para o meio bucal. Assim, quando escovamos os dentes com dentifrício fluoretado, o biofilme dental, considerado o fator necessário para o desenvolvimento de lesões de cárie, é removido ou pelo menos desorganizado, e o fluoreto, considerado o fator determinante positivo do processo de cárie (que contrabalança o efeito negativo do açúcar), é ao mesmo tempo disponibilizado para o meio ambiente bucal (saliva, biofilme).

A concentração de fluoreto na saliva após a escovação com dentifrício fluoretado (ou bochecho fluoretado) permanece alta por uma a duas horas, quando tem a capacidade de induzir a remineralização dental das superfícies dentais previamente desmineralizadas e livres de biofilme. Embora a concentração salivar de fluoreto baixe rapidamente, em função das propriedades de limpeza da saliva (descritas no Cap. 4, Composição, funções e propriedades da saliva), minutos após o uso de dentifrício ou bochecho fluoretado, o fluoreto adsorvido nas mucosas é lentamente liberado, tendo um papel importante na concentração ligeiramente elevada de fluoreto na saliva pelo período de uma a duas horas após a exposição ao dentifrício ou ao bochecho fluoretados.

Ainda mais importante do que o fluoreto presente na saliva é aquele retido no biofilme remanescente, não totalmente removido pela escovação, já que esse é o local onde exercerá suas funções de controle da desmineralização e promoção da remineralização dental, tanto de superfícies dentais íntegras como daquelas adjacentes a materiais utilizados para a restauração dental.[10]

No biofilme dental, o fluoreto penetrará na forma iônica, e também poderá ser retido por ligação a íons cálcio adsorvidos na superfície aniônica de bactérias ou componentes da matriz extracelular; também pode haver a formação de sais de fluoreto de cálcio (CaF_2), embora as condições para sua formação sejam mais restritas[11,12] **(FIG. 6.5)**. Concentrações elevadas de fluoreto no fluido do biofilme dental (porção líquida do biofilme, no qual o fluoreto está na forma livre) já foram observadas entre dez e doze horas após o uso de dentifrícios fluoretados.[13,14] Já na porção sólida do biofilme (ligado a íons cálcio, p. ex.), a concentração de fluoreto é consequência da exposição contínua ao creme dental fluoretado.[13]

O efeito anticárie do dentifrício fluoretado pode ocorrer por diversos mecanismos.[15] Tem sido sugerido que, após a escovação dental com dentifrício fluoretado, é induzida a formação de produtos de reação semelhantes ao fluoreto de cálcio ("CaF_2") sobre as superfícies dentais que foram limpas. Entretanto, a concentração formada pela reação com fluoreto de dentifrício é muito pequena para formar no

ATENÇÃO

O dentifrício fluoretado deve conter no mínimo 1.000 ppm F (μg F/g) na forma solúvel para que ele tenha o seu máximo efeito anticárie, reduzindo a desmineralização e promovendo a remineralização, tanto para a dentição decídua como para a permanente.

Figura 6.5 – Disponibilização de fluoreto no meio bucal após a escovação dental com dentifrício fluoretado mostrando as diferentes formas como o fluoreto é retido no biofilme dental remanescente. CaF_2 pode se formar, mas só foi observado quando, previamente ao fluoreto, foi utilizado um tratamento com solução contendo cálcio.[12]

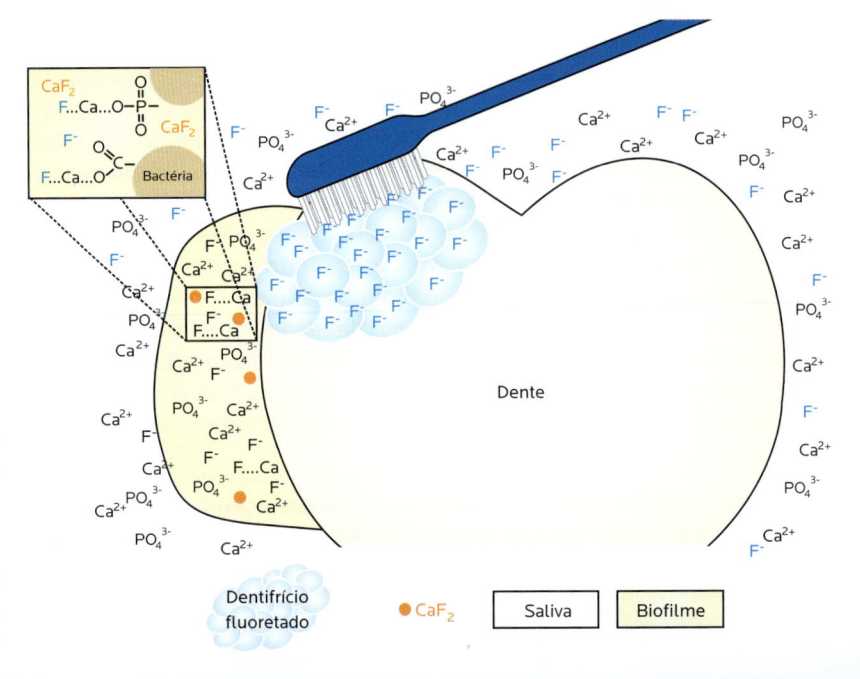

esmalte reservatórios que possam controlar o processo de cárie. Assim, é mais importante o fluoreto absorvido pelos resíduos de biofilme não removidos perfeitamente pela escovação do que o fluoreto que reagiu com o esmalte.[16]

É importante ressaltar que, de acordo com a melhor evidência científica disponível, o dentifrício fluoretado deve conter no mínimo 1.000 ppm F (μg F/g) na forma solúvel para que ele tenha o seu máximo efeito anticárie, reduzindo a desmineralização e promovendo a remineralização, tanto para a dentição decídua[17] como para a permanente.[18] Esse efeito da concentração depende do risco de cárie do paciente, isto é, dentifrício de baixa concentração de fluoreto (500 ppm F) não tem o mesmo poder de controlar a progressão de cárie comparado ao de concentração padrão (1.000-1.500 ppm F) quando o paciente consome açúcar mais de duas vezes ao dia.[14] Do mesmo modo, dentifrício de baixa concentração não tem o mesmo poder do convencional (1.000-1.500 ppm F) para controlar cárie em pacientes com atividade da doença.[19]

Com relação ao bochecho fluoretado, embora o mecanismo do efeito do fluoreto seja muito semelhante ao do uso do dentifrício, seu efeito anticárie não está associado à remoção do biofilme. Embora haja evidência de que o bochecho isolado tenha eficácia anticárie, o efeito da combinação com dentifrício fluoretado é considerado modesto. Assim, o bochecho fluoretado deve ser considerado um meio complementar de uso de fluoreto, quando o risco de cárie do paciente é muito alto (p. ex., pacientes com uso de dispositivos ortodônticos fixos ou redução do fluxo salivar).

MEIOS PROFISSIONAIS DE USO DE FLUORETO

São considerados meios profissionais de uso de fluoreto os produtos de aplicação tópica, os materiais restauradores liberadores de fluoreto, os selantes e os materiais de colagem de braquetes ortodônticos.

Os principais veículos de aplicação tópica profissional de fluoreto são o gel, a espuma e o verniz fluoretado, cuja concentração de fluoreto varia entre 9.000 e 22.500 ppm F.

Há um aumento momentâneo da concentração de fluoreto na saliva após a aplicação de qualquer um desses meios; no entanto, seu principal modo de ação é a formação de dois tipos de produtos de reação sobre as estruturas dentais: tipo FA (também chamado de fluoreto fortemente ligado, F solúvel em ácido ou F *in*); e cristais semelhantes ao fluoreto de cálcio, ou "CaF_2" (também chamado de fluoreto fracamente ligado, F solúvel em álcali ou F *on*).

A capacidade do fluoreto de reagir com a estrutura dental foi descrita no Capítulo 3 deste livro (reatividade). Os produtos de reação do tipo FA são formados em menor proporção, sendo o "CaF_2" o principal produto de reação (> 90%) da aplicação tópica profissional de fluoreto sobre a superfície dental de esmalte ou dentina radicular. No passado, por analogia com o "efeito sistêmico" da água fluoretada, acreditava-se que a formação de "CaF_2" era indesejável porque, sendo ele solúvel na saliva, não teria como deixar o dente resistente à cárie. Hoje, no entanto, com o conceito de que é importante o fluoreto estar presente constantemente nos fluidos bucais para interferir no processo de desenvolvimento das lesões de cárie (efeito tópico), a formação desse reservatório solúvel de fluoreto sobre a superfície dental é considerada altamente desejável. Os reservatórios de "CaF$_2$" liberam fluoreto para o fluido do biofilme dental, reduzindo a desmineralização do esmalte quando açúcar é ingerido e ácido é produzido.[20]

A formação dos produtos de reação do tipo "CaF$_2$" é ilustrada na **FIGURA 6.6**. Após a aplicação de altas concentrações de fluoreto sobre as superfícies dentais, este reage com o cálcio do mineral do dente formando microscópicos glóbulos de "CaF$_2$" sobre as superfícies dentais limpas. Além disso, a formação de "CaF$_2$" é muito maior nas superfícies dentais onde há lesões de cárie, clinicamente visíveis ou não, já que estas têm maior área de reação **(FIG. 6.6A)**. Esse mesmo raciocínio é válido para a superfície radicular. O processo obedece estequiometricamente à equação:

$$Ca_{10}(PO_4)_6(OH)_2 + 20\ F^- \longleftrightarrow 10\ CaF_2 + 6\ PO_4^{3-} + 2\ OH^-$$

Os microglóbulos de "CaF$_2$" servem como reservatórios de fluoreto porque são solubilizados lentamente, liberando fluoreto para o fluido do biofilme nas superfícies dentais onde há formação e acúmulo de biofilme, e para o meio bucal onde não há biofilme. Como a aplicação tópica profissional de fluoreto é precedida de uma profilaxia dental, o profissional realiza a aplicação profissional diretamente sobre superfícies dentais limpas **(FIG. 6.6A)**. Os reservatórios de fluoreto formados serão liberados para o biofilme que porventura se formarem sobre aquela região **(FIG. 6.6B)**. A solubilização do "CaF$_2$" para o biofilme parece ser mais lenta do que para a saliva, devido às condições de restrição de difusão no ambiente restrito do biofilme. Assim, onde é mais necessário (regiões que o paciente tem dificuldade de limpar), o fluoreto permanecerá por mais tempo.

A quantidade de "CaF$_2$" formado sobre as superfícies dentais é dependente da concentração de fluoreto solúvel presente no meio profissional utilizado, do tempo de reação e do pH.

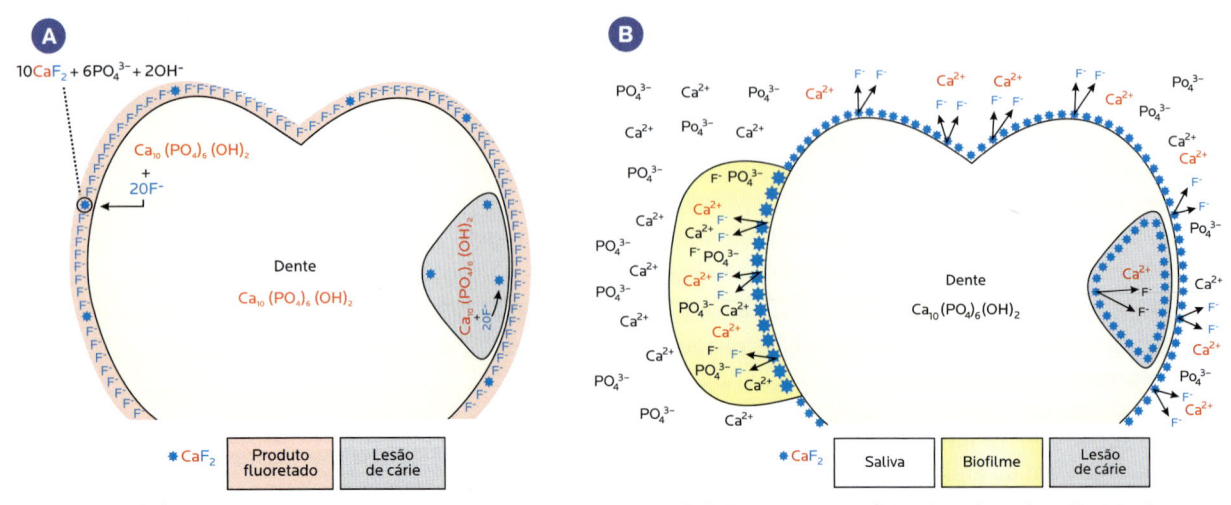

Figura 6.6 – (A) Processo de formação dos produtos de reação do tipo "CaF$_2$" sobre as superfícies dentais após aplicação de um produto com altas concentrações de fluoreto (> 100 ppm F), evidenciando a reação química entre o fluoreto e o cálcio do mineral dental, tanto nas superfícies limpas quanto nas lesões de cárie. (B) Solubilização dos reservatórios de "CaF$_2$" após a formação do biofilme dental sobre a superfície dental, disponibilizando o fluoreto necessário para reduzir a desmineralização e promover a remineralização dental. A solubilização do "CaF$_2$" na saliva e nas lesões de cárie também é ilustrada.

No caso do gel e da espuma – veículos aquosos formulados com NaF –, todo fluoreto está solúvel para reagir com a estrutura dental no ato da aplicação, mesmo que esta dure apenas um minuto.[21,22] Já no caso do verniz fluoretado, o NaF está parcialmente solúvel porque está presente em um veículo alcoólico normalmente utilizado para dissolver a matriz orgânica componente do verniz. Assim, a reatividade é mais lenta, pois é necessária a solubilização do NaF no ambiente aquoso da cavidade bucal. Foi demonstrado recentemente que a quantidade máxima de "CaF_2" formado sobre a superfície dental só é atingida após 24 horas de reatividade do verniz.[23] Assim, é importante a recomendação de não remover o verniz ou não escovar os dentes no dia da aplicação, para garantir o máximo de reatividade.

Com relação ao gel fluoretado, a quantidade de "CaF_2" formado sobre as superfícies dentais é muitas vezes aumentada quando o produto tem pH ácido (flúor fosfato acidulado em gel). De acordo com a seguinte equação, o ácido induz a desmineralização dental disponibilizando os íons Ca^{2+} que irão reagir com o fluoreto para formar "CaF_2":

$$Ca_{10}(PO_4)_6(OH)_2 + 20\ F^- + 8\ H^+ \longleftrightarrow 10\ CaF_2 + 6\ PO_4^{-2} + 2\ H_2O$$

Outros veículos de uso profissional de fluoreto são os materiais restauradores, os selantes e os materiais de colagem de braquetes ortodônticos liberadores de fluoreto. Esses veículos têm a propriedade de liberar constantemente baixas concentrações de fluoreto ao biofilme desenvolvido sobre o material e a estrutura dental, disponibilizando-o para controlar o processo de cárie, além de recuperar a função e a estética dos dentes.[10,24] Além disso, materiais como os cimentos de ionômero de vidro incorporam e se recarregam com os íons flúor disponibilizados na boca após o uso de outras fontes de fluoreto, como dentifrício fluoretado, fazendo o fluoreto ser liberado constantemente a partir do material restaurador.

Embora os materiais dentais liberadores de fluoreto apresentem propriedades adequadas para ter efeito anticárie, a sua eficácia clínica não tem sido comprovada, devido à falta de estudos clínicos randomizados adequadamente delineados que possam ser utilizados para gerar recomendações com base em evidência científica.[10] Entretanto, os resultados de estudos *in situ* têm mostrado uma redução na desmineralização do esmalte[25,26] e da dentina radicular[13,27] ao redor de restaurações realizadas com cimentos de ionômero de vidro liberadores de fluoreto, quando comparados com resinas compostas.

COMBINAÇÕES DOS MEIOS DE USO DE FLUORETO

Considerando que os meios de uso de fluoreto têm como principal objetivo aumentar as concentrações do íon flúor no meio bucal, principalmente no fluido do biofilme, poderia se esperar que, quando os diferentes meios fossem combinados, seu efeito anticárie seria potencializado. Porém, tanto os resultados de estudos *in situ*[28] quanto de revisões sistemáticas da literatura realizadas com o intuito de avaliar o efeito dessas combinações na prevenção da desmineralização do esmalte[29] mostram que o efeito do uso de dentifrício fluoreta-

LEMBRETE

Os resultados de estudos *in situ* e as revisões da literatura indicam que a combinação dos meios de uso individual e profissional não oferece vantagens adicionais ao uso único e frequente do dentifrício fluoretado.

do concomitante com a aplicação de qualquer um dos meios de uso individual e profissional não oferece vantagens adicionais ao uso único e frequente de dentifrício fluoretado.

Com relação aos materiais restauradores liberadores de fluoreto, os resultados de estudos *in situ*[13,27] mostraram que, embora o cimento de ionômero de vidro modificado com resina reduza a desmineralização do esmalte e da dentina ao redor da restauração, não há potencialização da eficácia anticárie se o dentifrício fluoretado estiver sendo usado concomitantemente três vezes por dia. Assim, se o paciente estiver usando regularmente dentifrício fluoretado, a liberação de fluoreto pelo material restaurador é dispensável.

Embora a evidência mostre que o efeito anticárie da combinação de dentifrício fluoretado com bochecho fluoretado seja modesto quando comparado com o efeito isolado do dentifrício, essa combinação tem sido recomendada tanto para o controle de cárie de esmalte em pacientes com aparelhos ortodônticos fixos[30] como para o controle da cárie radicular em pacientes idosos.[31]

O fato de que a combinação de quaisquer meios profissionais ou individuais com o dentifrício fluoretado não potencialize a eficácia anticárie do uso único e frequente de dentifrício fluoretado confirma a importância da escovação dental com dentifrício fluoretado contendo uma concentração de fluoreto solúvel de, no mínimo, 1.000 ppm F, considerado o meio mais racional de uso de fluoreto para o controle do processo de cárie. Por outro lado, para o controle de cárie em dentina, a qual é mais suscetível a essa doença do que o esmalte, a combinação da aplicação profissional de gel fluoretado e dentifrício fluoretado mostrou ser mais eficaz do que o dentifrício fluoretado usado isoladamente.[32]

RECOMENDAÇÕES DE USO DE FLUORETOS EM ODONTOLOGIA

Considerando os diferentes meios de uso de fluoreto disponíveis atualmente para o controle das lesões de cárie dental, as recomendações para o seu uso estão baseadas no modo de ação de cada um deles. Essas recomendações estão resumidas no QUADRO 6.1.

CONCLUSÃO

O conhecimento dos mecanismos de ação do fluoreto no controle do processo de cárie dental e do modo de ação dos diferentes meios de uso de fluoreto é fundamental para que o cirurgião dentista possa recomendar o uso de cada meio de acordo com as necessidades individuais de cada paciente, ou de modo direcionado a populações com alta vulnerabilidade à cárie. Como recomendação geral, a água fluoretada – como uma medida de saúde pública – e o dentifrício fluoretado (> 1.000 ppm F) – por ser o meio mais racional de uso de fluoreto devem ser usados por todos os indivíduos, independentemente da idade. Os demais podem ser usados de acordo com necessidades individuais ou de grupos.

QUADRO 6.1 — **Recomendações de uso de fluoreto em odontologia**

Meio	Uso			Frequência	Dose	Recomendação
	Coletivo	Individual	Profissional			
Água e sal fluoretados	X			Medida de saúde pública		
Dentifrício fluoretado (1.000-1.500 ppm F)		X		2 vezes por dia	Recomendado para todos os indivíduos, de todas as idades, porém com os cuidados necessários quando usados por/em crianças (ver cap. 7 deste livro).	Recomendado para todos os indivíduos
						Supervisionado em menores de 6 anos de idade
Bochecho fluoretado (NaF 0,05%)		X		1 vez ao dia	10 mL/1 minuto	Recomendado apenas a partir de 6 anos de idade
						Recomendado em pacientes com alto risco ou atividade de cárie
Gel, espuma, verniz			X	2 vezes ao ano (ou mais de acordo com o risco ou atividade de cárie)	Quantidade necessária para cobrir a superfície dental	Aplicação em superfícies dentais limpas (sem biofilme)
Combinações	X	X	X	De acordo com o risco ou atividade de cárie		

Atividades práticas

Os conceitos de mecanismo de ação, metabolismo e toxicidade do fluoreto, descritos neste capítulo e no capítulo 7, podem ser trabalhados em atividades práticas, que facilitam a visualização e o entendimento da teoria apresentada. A seguir está o roteiro da aula prática ministrada sobre esse assunto pela área de Bioquímica na disciplina Cárie II, do currículo integrado do curso de Odontologia da FOP/Unicamp.

AULA PRÁTICA – METABOLISMO E MECANISMO DE AÇÃO DO FLUORETO

1. **Unidades de concentração de F – ppm, %F, %NaF**
   Formas de expressar a concentração de flúor em odontologia.

Forma de expressar a concentração	Ppm F	% F	% NaF
Definição	Partes de F por milhão	Gramas de íon F em 100	Gramas de NaF em 100
Sinônimos	Mg F/L Mg F/kg µg F/mL µg F/kg	g F/100 mL g F/100 g	g NaF/100 mL g NaF/100 g
Conversão	Ppm F em % F = dividir por 10.000	% F em ppm = multiplicar por 10.000	% NaF em % F = multiplicar por 0,45

2. **Concentração de F em produtos de uso odontológico e metabolismo do F**
   a. Concentração de F em diferentes meios de uso

MEIO DE USO	CONCENTRAÇÃO DE FLÚOR	
	Expressa no produto	Expressa em ppm F
Flúor fosfato acidulado gel/espuma	1,23% F	12.300
Flúor gel neutro	2% NaF	9.000
Verniz fluoretado	5% NaF	22.300
Dentifrício fluoretado	0,11-0,15 % F ou 1.100-1.500 ppm F	1.100-1.500
Solução de NaF 0,05%	0,05% NaF	225
Solução de NaF 0,2%	0,2% NaF	900
Água fluoretada	–	0,7

b. Dosagens de F – Materiais: eletrodo íon específico calibrado com padrões contendo de 0,0625 a 1,0 µg F/mL em TISAB II pH 5,0
Água da torneira – Misturar 1:1 (v/v) com TISAB II pH 5,0 e dosar íon F

Esperado:	Explicação:
Resultado:	

Urina – Misturar 1:1 (v/v) com TISAB II e dosar íon F

Esperado:	Explicação:
Resultado:	

Esmalte e dentina – Pesar 5,0 mg de esmalte ou dentina e acrescentar 0,50 mL de HCl 1M. Manter por 1 hora em agitação e então acrescentar 0,5 mL de NaOH 1M e 1,0 mL de TISAB II pH 5,0.

Esperado:	Esmalte:	Explicação:
	Dentina:	
Resultado:	Esmalte:	
	Dentina:	

Enxaguatório Bucal comercial c/ flúor – Diluir o enxaguatório 200×, pipetar 1 mL da solução, misturar com 1,0 mL de TISAB e determinar a concentração de fluoreto.

Esperado: pela embalagem	Explicação:
Resultado:	

Flúor fosfato acidulado em gel – Pesar 100 mg do gel dissolver em 1,0 L de água purificada, pipetar 1 mL da solução, misturar com 1,0 mL de TISAB e determinar a concentração de fluoreto.

Esperado: pela embalagem	Explicação:
Resultado:	

Dentifrício fluoretado com NaF/Sílica – Pesar 100 mg de dentifrício, acrescentar 10,0 mL de água destilada e deionizada, homogeneizar bem e centrifugar. Retirar 0,1 mL do sobrenadante + 0,9 mL de água + 1,0 mL TISAB II pH 5,0 e determinar a concentração de fluoreto.

Esperado: pela embalagem	Explicação:
Resultado:	

Dentifrício fluoretado com MFP/CaCO$_3$ – Igual a de dentifrício com NaF/Sílica? Considerar que: **1.** No MFP o íon flúor está ligado covalentemente ao fosfato, e o eletrodo detecta apenas o íon flúor. **2.** O cálcio do abrasivo pode reagir com o íon flúor formando fluoreto de cálcio, que é insolúvel.

3. **Curva cinética da concentração de F na saliva** – Dois voluntários deverão coletar saliva antes e 5, 10, 15, 30 e 60 min após escovar seus dentes com dentifrício fluoretado a 1.100 ppm F (NaF/Sílica). A escovação deverá ser feita por 1 min, com 0,5 g de dentifrício, seguida de enxague com 10 mL de água. Determinar a concentração de F nas amostras de saliva com eletrodo íon específico.

7

Metabolismo e toxicidade do fluoreto

Livia Maria Andaló Tenuta
Diego Figueiredo Nóbrega
Jaime A. Cury

OBJETIVOS DE APRENDIZAGEM

- Conhecer e entender o metabolismo do fluoreto
- Compreender os benefícios e os riscos relacionados ao uso do fluoreto

Embora o efeito anticárie do fluoreto (íon flúor, F⁻) seja essencialmente local (ver Cap. 6, Mecanismo de ação do fluoreto), diferentes meios de uso de fluoreto utilizados para o controle de cárie resultam em exposição sistêmica a ele. Por exemplo, em muitos países, o fluoreto é adicionado à água de abastecimento público ou ao sal de cozinha como um meio coletivo de uso de fluoreto e suplementos medicamentosos contendo fluoreto estão disponíveis no mercado. Além disso, o fluoreto presente em formulações de uso individual, como dentifrícios e bochechos, ou profissional, como géis, espumas e vernizes fluoretados, pode ser ingerido. Todo fluoreto absorvido pelo organismo e circulando pelo sangue terá potencial de manifestar algum efeito colateral.

Por isso, o conhecimento do metabolismo do fluoreto é imprescindível ao cirurgião-dentista, para que ele possa garantir o equilíbrio entre os benefícios (maximizar o efeito anticárie) e os riscos (minimizar a toxicidade) envolvidos no uso do fluoreto. Neste capítulo será descrito o metabolismo do fluoreto, bem como sua toxicidade aguda e crônica.

METABOLISMO DO FLUORETO

RESUMINDO

Toda vez que o fluoreto solúvel é ingerido, ele é rapidamente absorvido no estômago e cai na corrente sanguínea. Do plasma sanguíneo, ele é distribuído para os diferentes tecidos do corpo, sendo incorporado nos tecidos mineralizados (nos dentes em formação e continuamente nos ossos). O fluoreto absorvido e não incorporado nos tecidos mineralizados é eliminado do organismo principalmente por via urinária.

O metabolismo (ou farmacocinética) do fluoreto pode ser dividido em quatro etapas: absorção, distribuição, incorporação e eliminação (FIG. 7.1). Para que o fluoreto ingerido seja totalmente absorvido no trato gastrintestinal, é necessário que ele esteja em uma forma quimicamente solúvel.

Nos tópicos seguintes, os principais mecanismos envolvidos no metabolismo do fluoreto serão explorados com mais detalhes.

ABSORÇÃO

VIAS

O fluoreto ingerido por via oral é absorvido no trato gastrintestinal. A ingestão de fluoreto se dá pelo consumo de água fluoretada e de

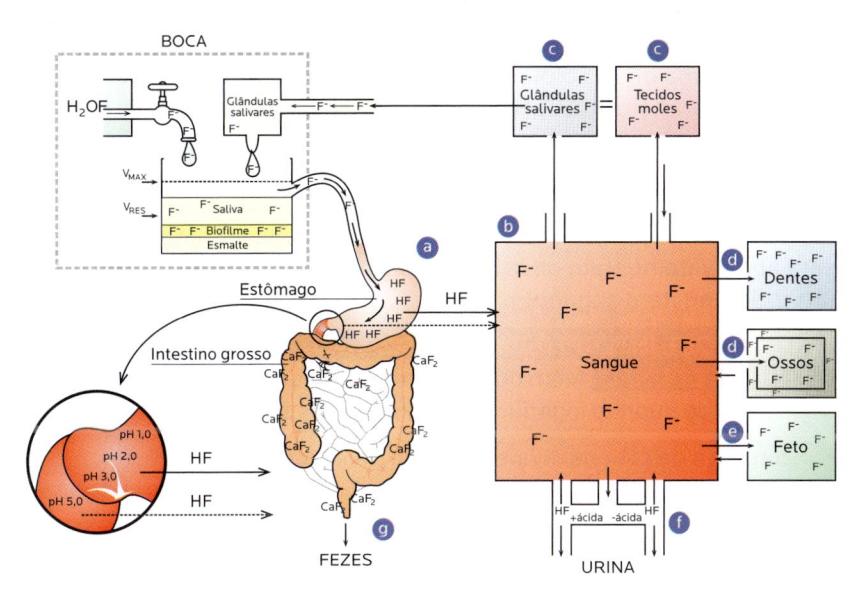

Figura 7.1 – Representação esquemática do metabolismo do fluoreto (F⁻). O fluoreto ingerido é absorvido principalmente no estômago (na forma de HF) e, em menor escala, no intestino (a). O sangue (b) é o compartimento central a partir do qual o F⁻ será distribuído pelo organismo, retornando à cavidade bucal via glândulas salivares (c), ou se incorporando aos tecidos duros (d). Em uma mulher grávida, o feto pode ser considerado um subcompartimento do organismo materno, sendo o F⁻ igualmente distribuído aos seus tecidos (e). O F⁻ absorvido e circulante pelo organismo é eliminado na urina (f), e aquele que não foi absorvido (quimicamente insolúvel, na forma de sais insolúveis – p. ex., fluoreto de cálcio) é excretado nas fezes (g).

alimentos cozidos com ela ou com sal fluoretado, pela ingestão acidental de produtos fluoretados, ou pelo uso de medicamentos contendo fluoreto (complexos vitamínicos contendo flúor ou suplementos de flúor).

O fluoreto pode também ser absorvido pelas vias aéreas. O fluoreto presente no ar pode ser de origem natural (erupções vulcânicas) ou como contaminante de processos industriais (poluição gerada principalmente pela indústria de alumínio e de fertilizantes). Neste capítulo, será dada maior ênfase à absorção gastrintestinal, tendo em vista sua maior relevância para a odontologia.

$$HF \underset{pH < 3,45}{\overset{pH > 3,45}{\rightleftharpoons}} H^+ + F^-$$

$pK_a\ HF = 3,45$

$pH = 3,45 \longrightarrow [HF] = [F]$
(50% HF e 50% F⁻)

VIA GASTRINTESTINAL: O processo de absorção gastrintestinal do fluoreto ocorre por difusão passiva, e o pH é um fator importante na difusão do fluoreto para o sangue. O pH ácido do estômago (1-2) e do primeiro terço do intestino delgado favorece essa absorção. Isso ocorre porque, para que o fluoreto seja absorvido e se difunda pelas membranas biológicas, é necessário que ele esteja na forma de ácido fluorídrico (HF), uma molécula neutra e sem carga.

pH cavidade bucal = 7,0
(ionizado = F⁻)

pH estômago = 1,0 – 2,0
(não ionizado = HF)

pH intestino = 7,8
(ionizado = F⁻)

Na boca, em pH 7, 99,9% do fluoreto está na sua forma dissociada de íon flúor (F⁻). Quando o fluoreto chega no estômago, cujo pH é extremamente ácido (1-2), ele é naturalmente convertido na sua forma não dissociada de HF (H⁺ + F⁻ ↔ HF, pK_a 3,45), que facilmente se difunde pela bicamada lipídica das células do estômago e cai na corrente sanguínea. A absorção na forma HF continua ocorrendo no primeiro terço do intestino, devido ao gradiente de pH entre 2 e 7,4 gerado pela mistura do suco gástrico com o intestinal. A **FIGURA 7.2** ilustra o mecanismo de absorção do fluoreto e a influência do pH.

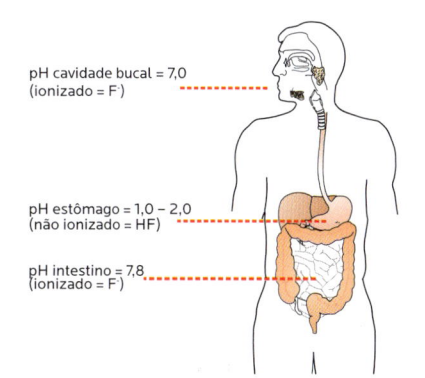

Figura 7.2 – Representação esquemática das formas ionizada (F⁻, não absorvível) e não ionizada (ácido fluorídrico, HF, absorvível) do fluoreto. No pH do estômago, a concentração de HF supera muito a de F⁻, pois, em condições normais, o pH do estômago sempre será inferior ao pK_a do HF, havendo predominância dessa forma não ionizada. Na forma de HF, uma molécula neutra e de baixo peso molecular, o fluoreto ultrapassa as membranas biológicas por transporte passivo.

Como a absorção do fluoreto ocorre preferencialmente no estômago, ela é rápida: em cerca de 30 a 45 minutos, 90% do fluoreto ingerido já está circulando pela corrente sanguínea. No sangue, o F é transportado em sua forma iônica (F⁻), não se ligando a proteínas plasmá-

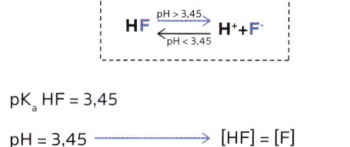

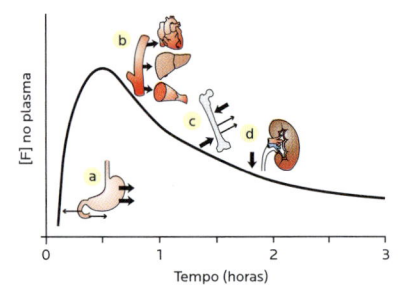

Figura 7.3 – Representação esquemática de uma típica curva de concentração de flúor no plasma sanguíneo em função do tempo, após a ingestão de fluoreto. Os principais fatores que podem influenciar no formato da curva estão representados no gráfico: (a) absorção estomacal; (b) distribuição pelos tecidos; (c) incorporação nos tecidos mineralizados; (d) excreção renal
Fonte: Adaptada de Whitford.[1]

ticas ou a qualquer outro componente do plasma. O pico da concentração máxima de F⁻ no plasma ocorre em cerca de 30 minutos (FIG. 7.3). A primeira aplicação desse conhecimento é utilizada nos casos de intoxicação aguda por fluoreto, quando são necessárias estratégias para evitar ou reduzir a absorção do F⁻ ingerido. Qualquer medida precisa ser realizada com rapidez, minutos após a ingestão. O flúor ingerido que não estiver quimicamente solúvel não será absorvido no trato gastrintestinal, sendo excretado pelas fezes (discutido no item seguinte).

FATORES QUE INTERFEREM NA ABSORÇÃO POR VIA GASTRINTESTINAL: Além do pH, outros fatores que podem influenciar a absorção de fluoreto ingerido oralmente são os seguintes:

- Presença de cátions divalentes ou trivalentes.
- Conteúdo gástrico.
- Solubilidade do sal de F ingerido.

A ingestão de alguns cátions, como cálcio, magnésio e alumínio, concomitantemente à ingestão de fluoreto resulta na formação de sais de baixa solubilidade, reduzindo a taxa de absorção gastrintestinal do fluoreto. Esse conhecimento possui implicações muito importantes e tem sido utilizado no tratamento da intoxicação aguda ocasionada pela ingestão de grandes quantidades de flúor, como alternativa para a redução da absorção gastrintestinal e reversão do quadro clínico. No entanto, o sucesso dessa medida para reversão do quadro de intoxicação aguda depende do tempo decorrido desde a ingestão, tendo em vista a rápida absorção do fluoreto.

A ingestão de leite, se for feita logo após a ingestão acidental de grandes quantidades de fluoreto, pode reduzir sua absorção: será formado CaF_2, um sal cujo limite de solubilidade é 1,5 mg/100 ml. Em um estudo *in vivo*, foi observado que a administração de hidróxido de alumínio – $Al(OH)_3$, medicamento antiácido – previamente à aplicação tópica de gel acidulado (NaF 1,1%) é capaz de reduzir a biodisponibilidade de F no organismo.[2] Esse conhecimento embasa a recomendação de que o cirurgião-dentista mantenha hidróxido de alumínio em seu kit de primeiros socorros, para a reversão de possíveis casos de intoxicação aguda.[3]

No que diz respeito ao conteúdo gástrico, é conhecido que a absorção de fluoreto é reduzida pela presença de alimentos no estômago. Assim, se uma pessoa em jejum ingerir dentifrício fluoretado, haverá 100% de absorção do fluoreto (FIG. 7.4). No entanto, se a ingestão ocorrer até 15 minutos após uma refeição, haverá uma redução significativa da absorção de fluoreto da ordem de 30 a 40%. Essa redução será maior se íons cálcio ou magnésio estiverem presentes nos alimentos. O tempo decorrido desde a última refeição e a ingestão de fluoreto também é crítico em relação à absorção do F: esta será menor se a ingestão de dentifrício ocorrer até 15 minutos após uma refeição do que seria uma ou duas horas depois, quando o conteúdo gástrico já foi reduzido.[4]

A solubilidade do sal de F ingerido por via oral também é um fator que influencia na absorção gastrintestinal do fluoreto. Compostos solúveis – como aqueles à base de fluoreto de sódio (NaF), presentes em soluções, dentifrícios, comprimidos e alimentos – são quase

> **ATENÇÃO**
>
> A ingestão de alguns cátions leva à formação de sais de baixa solubilidade, reduzindo a taxa de absorção gastrintestinal do fluoreto. Esse procedimento tem sido utilizado no tratamento da intoxicação aguda ocasionada pela ingestão de grandes quantidades de flúor, como alternativa para a redução da absorção gastrintestinal e a reversão do quadro clínico.

completamente absorvidos quando ingeridos. Sais de flúor de baixa solubilidade podem ser formados durante o armazenamento de dentifrícios fluoretados formulados com abrasivos contendo cálcio, levando à menor absorção de F quando da ingestão desses dentifrícios. É o caso de dentifrícios à base de monofluorfostato de sódio (MFP) que contêm carbonato de cálcio ($CaCO_3$) como abrasivo em sua formulação. Nessas formulações, uma parte do fluoreto liberado do íon monofluorfosfato reage com o cálcio do abrasivo, tornando-se insolúvel. Assim, se a mesma quantidade de fluoreto for ingerida a partir de dentifrícios contendo NaF (cujo abrasivo é a sílica, inerte) ou MFP (contendo cálcio no abrasivo), a biodisponibilidade de fluoreto será maior para aqueles com NaF (FIGS. 7.5 / 7.6). Além disso, com o passar do tempo, a concentração de F insolúvel aumenta nas formulações de dentifrícios contendo cálcio no abrasivo, reduzindo ainda mais a biodisponibilidade no caso de ingestão (FIG. 7.6).

Assim, quando é estimada a dose de flúor (mg F/kg/dia) a que crianças são submetidas pela ingestão de dentifrício fluoretado, deve ser considerada a concentração solúvel de fluoreto presente, e não a total declarada na embalagem.

LEMBRETE

Se fluoreto for ingerido até 15 minutos após uma refeição, haverá uma redução significativa na absorção de flúor.

LEMBRETE

Quando é estimada a dose de flúor (mg F/kg/dia) a que crianças são submetidas pela ingestão de dentifrício fluoretado, deve ser considerada a concentração solúvel de fluoreto presente, e não a total declarada na embalagem.

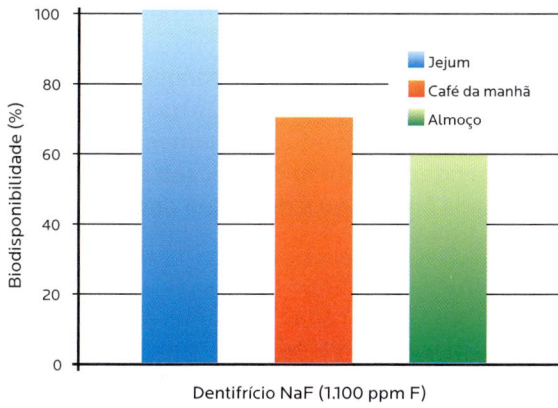

Figura 7.4 – Redução da biodisponibilidade de F na saliva após a ingestão de dentifrício fluoretado sob três diferentes condições de conteúdo gástrico: em jejum e 15 minutos após o café da manhã ou o almoço. A absorção de F em jejum foi considerada a biodisponibilidade máxima.
Fonte: Adaptada de Cury e colaboradores.[5]

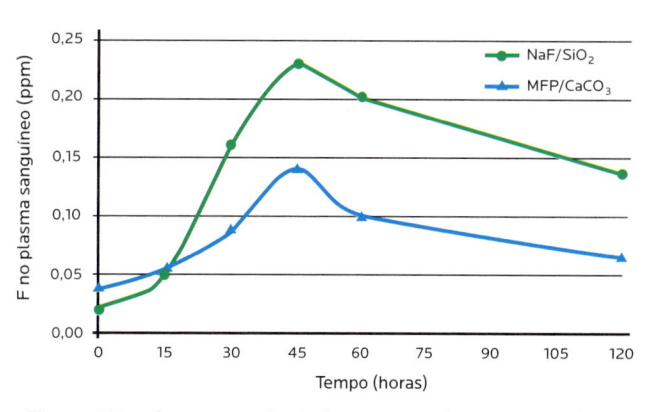

Figura 7.5 – Concentração de fluoreto no plasma sanguíneo em função do tempo, após a ingestão de dentifrícios à base de NaF/SiO_2 e de $MFP/CaCO_3$ (n = 3).
Fonte: Adaptada de Roldi e Cury.[6]

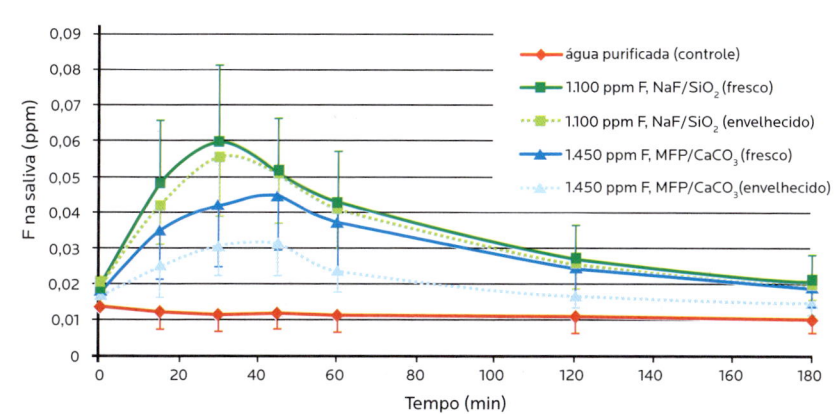

Figura 7.6 – Concentração salivar de fluoreto (como indicadora da concentração de F no plasma) em função do tempo, após a ingestão de água purificada, dentifrícios à base de NaF/SiO_2 e de $MFP/CaCO_3$, recém-adquiridos (frescos) e envelhecidos artificialmente (n = 20).
Fonte: Adaptada de Falcão e colaboradores.[7]

DISTRIBUIÇÃO

O sangue é considerado um compartimento central responsável pela distribuição do fluoreto para todo o organismo. Embora seja absorvido em sua forma não dissociada (HF), no sangue o flúor é transportado como íon fluoreto (F⁻).

No passado, acreditava-se que a concentração de fluoreto no sangue era constante, isto é, que o organismo tinha mecanismos homeostáticos para regular a concentração de fluoreto no sangue. Diversos estudos relatados na literatura buscaram estabelecer uma concentração "normal" de fluoreto no sangue, sendo encontrados valores entre 0,7 e 2,4 µM. Essa variação foi atribuída principalmente a divergências metodológicas entre os estudos, como a utilização de voluntários em jejum ou não, e também ao fato de que os métodos analíticos disponíveis na época eram pouco sensíveis para detectar as diferenças.

Entretanto, hoje é consenso que não existe um mecanismo homeostático para a manutenção de F no sangue, uma vez que a concentração plasmática de F varia no decorrer do dia, como reflexo da ingestão de fluoreto e de outros fatores, tais como a remodelação óssea (deposição e reabsorção de F no osso) e a taxa de depuração renal de F. A evidência de que existe uma flutuação diária nos níveis plasmáticos de fluoreto foi gerada a partir de estudos nos quais foram analisadas as variações diárias da concentração de F no sangue de pessoas residentes em áreas contendo diferentes concentrações de F na água.[8] Os autores observaram que a concentração de F no sangue da população estudada variou em função direta da concentração de F presente na água, ou seja, da concentração de F ingerido previamente (FIG. 7.7). Os níveis de F no sangue dependem também da concentração basal de fluoreto (aquela determinada em jejum) e do tempo decorrido desde a última ingestão.

Há, portanto, um estado aparente de equilíbrio da concentração de fluoreto no sangue. Como o organismo não é capaz de manter a concentração de fluoreto constante no sangue, isso vai se refletir em todos os outros compartimentos do organismo e, por conseguinte, na cavidade bucal se a ingestão de fluoreto for interrompida. Isso foi demonstrado em 1988, quando houve um episódio de paralisação da fluoretação da

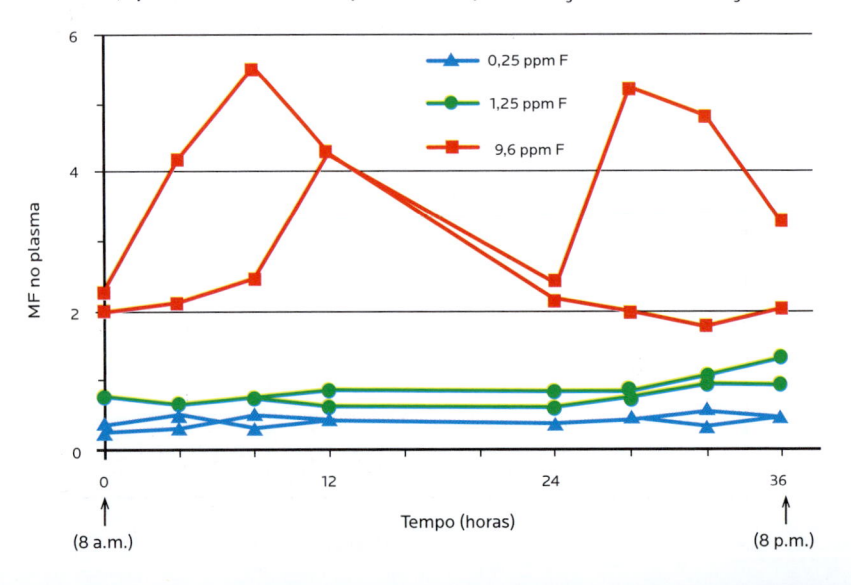

Figura 7.7 – Variação diária da concentração de F no plasma sanguíneo de sujeitos residentes em áreas com diferentes concentrações de F na água. A biodisponibilidade de F no sangue é reflexo da ingestão.
Fonte: Adaptada de Ekstrand.[9]

água de Piracicaba, SP, Brasil, com relação à concentração de fluoreto no biofilme dental. Quando a água estava regularmente fluoretada, a concentração de fluoreto no biofilme era de 3,2 ppm F; esta foi reduzida para 0,2 ppm F quando da interrupção da fluoretação;[10] no entanto, retornou a 2,6 ppm F quando a fluoretação foi restabelecida [11] **(TAB. 7.1)**.

INCORPORAÇÃO

Do plasma sanguíneo, o fluoreto é distribuído para todos os tecidos e órgãos, e se incorpora nos tecidos mineralizados devido a sua afinidade por cálcio. Pelos tecidos moles ele é reciclado, o que possibilita, por exemplo, que o fluoreto ingerido pela água fluoretada e absorvido no trato gastrintestinal atinja as glândulas salivares, por onde retorna à cavidade bucal, exercendo o seu efeito anticárie (efeito local, e não sistêmico).

TECIDOS MOLES

Os tecidos moles não acumulam fluoreto. Assim, o aporte de fluoreto a esses tecidos dependerá da ingestão de F e da sua vascularização. Tecidos mais vascularizados – como coração, pulmões e fígado – recebem mais fluoreto do que aqueles com menor perfusão sanguínea – como o tecido adiposo e o músculo esquelético. Uma exceção a essa regra é o cérebro, que, apesar de ser altamente vascularizado, possui uma barreira (hematencefálica), que reduz a concentração de F neste tecido para apenas 20% daquela encontrada no plasma. Por outro lado, a concentração de F nos túbulos renais é frequentemente maior do que aquela encontrada no plasma sanguíneo. A principal explicação para que isso ocorra é a reabsorção de fluoreto que ocorre nos túbulos renais durante o processo de excreção (ver adiante).

OSSOS

O fluoreto possui alta afinidade por tecidos mineralizados (ossos e dentes), que concentram cerca de 99% de todo o fluoreto presente no organismo. A porcentagem de fluoreto ingerido que é incorporada aos ossos é dependente da idade da pessoa, já que, em indivíduos em fase de crescimento, há tecido ósseo em formação. Assim, em crianças, cerca de 90% do F absorvido será incorporado aos ossos, ao passo que, em adultos, essa porcentagem cai para cerca de 50% ou menos.

TABELA 7.1 — **Concentração de flúor no biofilme dental de crianças em idade escolar em função da concentração de flúor na água de abastecimento público (Piracicaba, SP, Brasil, 1986-87)**

Estado de fluoretação da água	µg F/g (ppm) no biofilme (média ± dp)
Fluoretada (0,8 ppm F)	3,2 ± 1,8 (n = 91)
Interrupção da fluoretação (0,06 ppm F)	0,2 ± 0,09 (n = 41)
Fluoretação reestabelecida (0,7 ppm F)	2,6 ± 1,9 (n = 55)

Fonte: Adaptada de Nobre dos Santos e Cury[10]; Fejerskov e colaboradores.[12]

Vale ressaltar que a ligação do fluoreto ao tecido ósseo não é irreversível. Para melhor entendimento, pode-se dividir didaticamente o compartimento ósseo em dois: o primeiro subcompartimento é chamado de permanente ou central, pois não sofre remodelação óssea; o segundo é chamado de subcompartimento lábil, renovável ou periférico, pois está sob contínuo processo de remodelação, no qual o tecido maduro é reabsorvido e um novo tecido ósseo é depositado. Assim, o fluoreto poderá se acumular progressivamente no subcompartimento central; porém, no subcompartimento renovável, ele retornará à corrente sanguínea. Assim, a concentração de F^- no plasma sanguíneo não é mantida apenas pela ingestão diária de fluoreto, como visto anteriormente, mas também pelo fluoreto que retorna ao sangue pelo processo de remodelação óssea (FIG. 7.8).

Isso explica por que pessoas expostas cronicamente a fluoreto (água fluoretada, indústria) mantêm níveis basais elevados de fluoreto no sangue, mesmo após o término da exposição, gerando um equilíbrio aparente. No entanto, como não existe mecanismo homeostático para manutenção de F^- no sangue, se a ingestão for interrompida, é esperado que a concentração de F^- no sangue diminua com o tempo, bem como aquela no subcompartimento ósseo periférico. Como resultado, a concentração na saliva e no biofilme dental também serão reduzidas. Por outro lado, se a exposição a F é restabelecida, a concentração de fluoreto no sangue – e consequentemente no subcompartimento ósseo periférico, na saliva e no biofilme dental (TAB. 7.1) – aumenta novamente. Portanto, o osso deve ser considerado um reservatório de fluoreto, capaz de manter a concentração de F^- nos fluidos corporais durante curtos períodos em que este não está sendo ingerido.

FETO

No passado, foi aceito que a placenta agiria como uma barreira à passagem do fluoreto do sangue da mãe para o feto ("barreira placentária"). Posteriormente, experimentos conduzidos em animais e humanos refutaram essa hipótese, mostrando evidências da existência de uma relação direta entre a concentração de F ingerida pela mãe e aquela encontrada no feto. Portanto, como não existe "barreira placentária", é elementar que todo fluoreto absorvido pela mãe e circulando no sangue atingirá o feto. Por outro lado, o risco de toxicidade aguda ou crônica (fluorose dental) para o feto é desprezível, pois

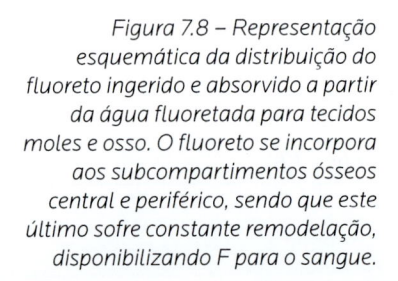

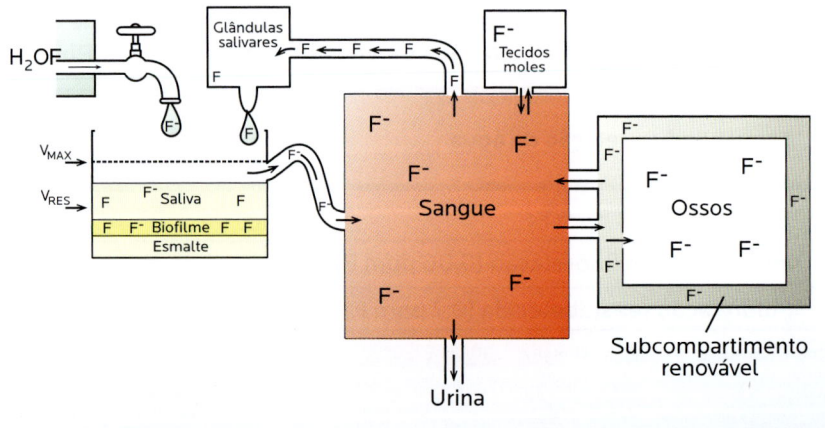

LEMBRETE

O fluoreto possui alta afinidade por tecidos mineralizados (ossos e dentes), que concentram cerca de 99% de todo o fluoreto presente no organismo.

Figura 7.8 – Representação esquemática da distribuição do fluoreto ingerido e absorvido a partir da água fluoretada para tecidos moles e osso. O fluoreto se incorpora aos subcompartimentos ósseos central e periférico, sendo que este último sofre constante remodelação, disponibilizando F para o sangue.

a dose de fluoreto à qual o feto é submetido é pequena devido à diluição que a quantidade de fluoreto ingerida sofre no volume de sangue da gestante. Assim, quando uma criança de 10 kg ingere um comprimido de 1 mg de F, ela é submetida a uma dose sistêmica de 0,1 mg F/kg. Por outro lado, uma gestante de 50 kg ingerindo essa mesma quantidade de 1,0 mg de F será submetida a dose de 0,02 mg F/kg. Portanto, o feto será submetido a uma dose de ingestão cinco vezes menor do que uma criança.

EXCREÇÃO

A eliminação do fluoreto absorvido pelo organismo ocorre principalmente pela urina, embora a exceção pelo suor possa ter alguma relevância em países de clima tropical, ou após períodos prolongados de exercícios físicos. A eliminação do fluoreto pela urina é relativamente rápida: em adultos, cerca de 50% do fluoreto absorvido será excretado pela urina no período de 24 horas. O fluoreto não absorvido no trato gastrintestinal é eliminado pelas fezes (menos de 10% da quantidade ingerida diariamente pela dieta).

Ao chegar aos túbulos renais, parte do fluoreto é reabsorvida e volta para o sangue. O grau de reabsorção renal de fluoreto é dependente do fluxo urinário e do pH. Se o fluxo urinário for reduzido, como consequência de alguma doença renal crônica, por exemplo, haverá redução da taxa de excreção pela urina e aumento dos níveis de fluoreto no sangue.

No que diz respeito ao efeito do pH na reabsorção e na eliminação de F pela urina, sabe-se que apenas em sua forma não dissociada (HF, pK_a 3,45) o flúor será transportado passivamente pelas membranas biológicas. Assim, se durante o processo de filtração glomerular o pH nos túbulos renais for baixo, haverá predomínio da forma não dissociada (HF) do fluoreto, favorecendo sua reabsorção e retorno para a corrente sanguínea. Por outro lado, se o pH nos túbulos renais for alcalino, haverá predomínio da forma iônica (F^-) do fluoreto, o que favorece a excreção de fluoreto pela urina (FIG. 7.9). Dessa maneira, quadros de acidose e alcalose respiratórias e metabólicas, altitude e composição da dieta – fatores que interferem no pH urinário – resultarão em menor ou maior excreção de fluoreto. Esse conhecimento tem sido usado no tratamento da intoxicação aguda por fluoreto: a administração de soro bicarbonatado, ao elevar o pH urinário, reduz a reabsorção renal de fluoreto, favorecendo sua excreção.[13–15]

ATENÇÃO

A administração de soro bicarbonatado eleva o pH urinário e reduz a reabsorção renal de fluoreto, favorecendo sua excreção.

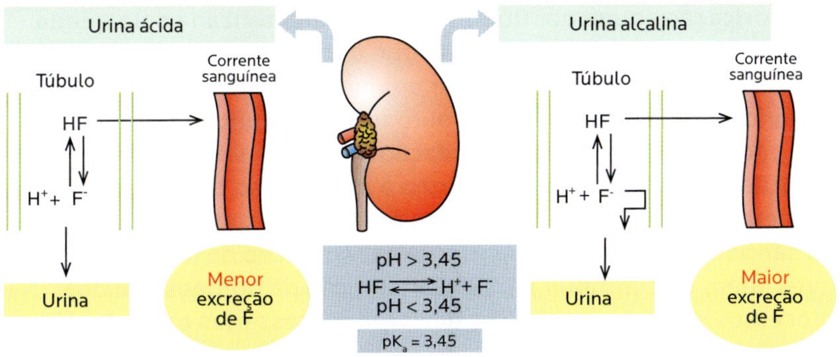

Figura 7.9 – Representação dos processos de reabsorção e eliminação renal de fluoreto. O baixo pH urinário favorece a formação de HF e o processo de reabsorção de F^-. Por outro lado, se o pH da urina for superior a 3,45, haverá o favorecimento da eliminação de F^- pela urina.

TOXICIDADE DO FLUORETO

Como descrito no Capítulo 6, Mecanismo de ação do fluoreto, qualquer fluoreto mantido constantemente no meio ambiente bucal (saliva ou biofilme) terá algum potencial anticárie, independentemente do meio de uso. Sob essa premissa, o fluoreto tem sido utilizado com sucesso na odontologia, tanto em nível comunitário como individual, sendo apontado como o principal responsável pela redução dos índices de cárie ao redor do mundo. Entretanto, qualquer fluoreto ingerido, se for absorvido no trato gastrintestinal, poderá provocar algum efeito colateral no organismo. Nesse sentido, para que o fluoreto seja utilizado de maneira racional, o conhecimento de sua toxicidade é tão fundamental para o cirurgião-dentista quanto o conhecimento de seu mecanismo de ação e metabolismo.

INTOXICAÇÃO AGUDA

A toxicidade aguda por fluoreto ocorre pela ingestão de uma grande quantidade de F^-, de uma só vez, podendo causar desde irritação da mucosa gástrica até a morte, dependendo da dose. Embora casos mais graves de intoxicação aguda pelo fluoreto sejam extremamente raros, episódios de intoxicação leve acontecem com relativa frequência. Assim, o cirurgião-dentista deve estar atento aos detalhes que possibilitam a identificação dos principais sinais e sintomas envolvidos, para que possa intervir em tempo hábil.

SINAIS E SINTOMAS DA INTOXICAÇÃO AGUDA POR FLUORETO

A ingestão de uma grande quantidade de fluoreto (> 3 mg F) inicialmente irá causar algum desconforto gástrico, pela irritação da mucosa do estômago, podendo inclusive ocasionar vômito.[16] Após sua absorção, dependendo da dose, o fluoreto poderá desencadear uma série de sintomas específicos ou não específicos. Entre aqueles classificados como não específicos, estão hipersalivação, náusea, diarreia, dor de cabeça, suor frio e convulsões. Entre os sintomas específicos, destacam-se a diminuição da concentração de cálcio (hipocalcemia) e o aumento da concentração de potássio no sangue (hipercalemia), alterando diversos processos metabólicos, como queda de pressão arterial, acidose respiratória, depressão respiratória, arritmia cardíaca, coma e morte.

A hipocalcemia é considerada a uma das consequências mais sérias da intoxicação aguda por fluoreto, sendo caracterizada pela queda abrupta dos níveis de cálcio no sangue (que possui afinidade pelo F^-). Como o cálcio é um mediador químico fundamental para a integridade do sistema nervoso autônomo e voluntário, a hipocalcemia pode levar a parestesia, fibrilação muscular, tetania, convulsões, redução da motilidade do miocárdio e até colapso cardiovascular. Já a hipercalemia é caracterizada pelo aumento dos níveis de potássio no sangue. O potássio é importante na regulação de tecidos musculares, além de contribuir para a manutenção da homeostase dos processos elétricos e químicos do corpo (necessários para a trans-

---

ATENÇÃO

Casos graves de intoxicação aguda letal pelo fluoreto são raros, mas episódios de intoxicação leve acontecem com relativa frequência.

HIPERCALEMIA

Aumento da concentração de potássio no sangue.

missão nervosa). A hipercalemia pode levar a redução da função renal, arritmia ventricular e parada cardíaca.

O EFEITO DA DOSE

No passado, doses mais conservadoras de exposição ao fluoreto, chamadas "certamente letal" e "seguramente tolerada", foram utilizadas como padrão de segurança. No entanto, devido a acidentes letais com doses menores, a partir da década de 1990 foi estabelecido que a dose de 5 mg F$^-$/kg de peso corporal, denominada dose provavelmente tóxica (DPT), seria adotada como o limite de risco de intoxicação aguda.

Assim, nos procedimento clínicos de uso de fluoretos, os pacientes não poderão estar sujeitos a doses superiores à DPT de 5 mg F$^-$/kg de peso corporal. Tendo em vista que a DPT leva em consideração o peso do indivíduo, crianças estão expostas a uma dose proporcionalmente maior se ingerirem a mesma quantidade de flúor que adultos, devido a sua menor massa corporal.

Assim, considerando-se os diversos produtos fluoretados utilizados para controle de cárie, é importante que o cirurgião-dentista tenha noção do risco para o paciente. A **TABELA 7.2** apresenta exemplos da quantidade de ingestão de diferentes produtos fluoretados necessária para que uma criança de 20 kg (5-6 anos) seja submetida à DPT.

> **ATENÇÃO**
>
> Por segurança, nos procedimentos clínicos de uso de fluoretos, os pacientes não poderão estar sujeitos a doses superiores à DPT de 5 mg F$^-$/kg de peso corporal.

TABELA 7.2 — **Quantidade de diferentes produtos fluoretados correspondente à DPT para uma criança de 20 kg**

Produto	Concentração de F	Quantidade de F$^-$ em 1 mL ou 1 g	Quantidade de produto normalmente utilizada	Quantidade de produto correspondente à DPT para criança de 20 kg (5-6 anos)
Flúor fosfato acidulado em gel	12.300 ppm	12,3 mg	2,5 g/moldeira	8,1 g
Verniz fluoretado	22.000 ppm	22 mg	0,5 g	4,5 g
Dentifrício fluoretado	1.100 ppm	1,1 mg	0,5 g/escovação	90 g (uma bisnaga)
Solução de NaF 0,05% (bochecho diário)	225 ppm	0,225 mg	10 mL/bochecho	444 mL
Solução NaF 0,2% (bochecho semanal)	900 ppm	0,9 mg	10 mL/bochecho	111 mL
Suplemento (2,21 mg NaF/comprimido)	1 mg F/comprimido	1 comprimido/dia	100 comprimidos	
Água	0,7 ppm	0,0007 mg	-	143 litros

Dos produtos citados na TABELA 7.2, casos letais ocorreram no passado com acidentes envolvendo a ingestão de suplementos medicamentosos de fluoreto. Embora a tabela sugira que existe segurança na utilização de produtos fluoretados, o cirurgião-dentista deve ser vigilante e estar atento aos riscos envolvidos, uma vez que, em produtos mais concentrados – como aqueles de uso profissional (géis, espumas e vernizes) –, uma menor quantidade ingerida é necessária para atingir níveis de intoxicação aguda.

Por exemplo, quando se realiza uma aplicação profissional de flúor gel acidulado com moldeira (2,5 g/moldeira), e é solicitado que a criança cuspa por um minuto após a aplicação, a quantidade ingerida é de 0,7 mg F/kg. Esta dose é sete vezes menor do que a DPT, ou seja, não há risco de letalidade. No entanto, frequentemente são relatados quadros de náusea e vômito após a utilização de gel fluoretado, pois uma quantidade ingerida de 3 mg F já é capaz de causar desconforto gástrico. Por esse motivo, o cirurgião-dentista deve sempre estar atento a alguns cuidados, como:[17]

- Utilizar uma pequena quantidade de gel – seja na moldeira, seja aplicado com cotonete.
- Posicionar o paciente em posição vertical.
- Utilizar sugador durante o procedimento.
- Remover o excesso de gel com gaze após o procedimento.
- Pedir para o paciente cuspir exaustivamente por pelo menos trinta segundos.

A utilização de verniz fluoretado na quantidade recomendada expõe a criança a um baixo risco de toxicidade aguda, uma vez que a quantidade de produto utilizada (0,5 g) é nove vezes menor do que a DPT (4,5 g). Diferentemente do gel, cuja ingestão de grande quantidade pode ocorrer em curto período, o verniz fluoretado fica retido em aderência sobre os dentes, sendo lentamente dissolvido e ingerido. Essa ingestão gradual reduz o risco de intoxicação aguda. No entanto, tendo em vista que a ingestão acidental de apenas 4,5 g do produto já expõe uma criança de 20 kg à DPT, é indispensável que o profissional armazene o verniz em local seguro.

Ainda que os meios profissionais de uso do fluoreto envolvam maior risco em termos de toxicidade aguda, a responsabilidade pela segurança no uso de produtos fluoretados não está limitada à figura do cirurgião-dentista. Existem produtos de uso individual que também podem oferecer risco de toxicidade aguda por fluoreto. Por exemplo, a utilização de solução de NaF a 0,2% é considerada clinicamente segura, tendo em vista que o volume recomendado é de 10 mL por bochecho, e a DPT para uma criança de 20 kg é de 111 mL. No entanto, se uma criança ingerir acidentalmente o equivalente a meio copo dessa solução, a DPT será atingida; se a criança for menor (< 20 kg), a DPT será atingida com uma quantidade menor ainda. Por esse motivo, é importante que os responsáveis pela utilização desses produtos (pais, professores, etc.) tenham o cuidado de manter os frascos bem identificados e fora do alcance das crianças.

> **ATENÇÃO**
>
> O cirurgião-dentista deve sempre estar atento a alguns cuidados, como utilizar pequena quantidade de gel, posicionar o paciente em posição vertical, utilizar sugador durante o procedimento e, depois do procedimento, remover o excesso de gel com gaze e pedir para o paciente cuspir exaustivamente.

REVERSÃO DO QUADRO

Como comentado anteriormente, qualquer medida voltada para a redução da absorção gastrintestinal por ingestão acidental do fluoreto deve ser tomada em curto prazo (nos primeiros 30-45 min), pois a absorção ocorre rapidamente. O protocolo de atendimento para pacientes intoxicados por fluoreto é recomendado de acordo com a dose estimada a que a pessoa foi submetida. Como em todo caso de intoxicação, dependendo da dose, o paciente deve ser encaminhado o mais rapidamente possível ao hospital. Nesse contexto, o conhecimento da formulação do produto ingerido será importante para estimar a dose a que o paciente foi exposto.

O QUADRO 7.1 apresenta as principais recomendações para o tratamento da intoxicação aguda por flúor.

INTOXICAÇÃO CRÔNICA (FLUOROSE DENTAL E ESQUELÉTICA)

A toxicidade crônica por fluoreto é o efeito sistêmico resultante da ingestão diária de pequenas quantidades de F, a partir de diferentes fontes (água, alimentos, dentifrícios), tendo efeito nos tecidos mineralizados do corpo, particularmente o esmalte dental e o osso.

QUADRO 7.1 — Procedimentos indicados em caso de intoxicação aguda por flúor

Quantidade de flúor ingerida	Protocolo de atendimento indicado
< 5 mg/kg	Administração oral de cálcio (leite) ou hidróxido de alumínio na forma de gel (5 mL de Pepsamar® gel)
	Observação por 1 h
5-15 mg/kg	Indução de vômito com substâncias eméticas
	Administração oral de cálcio (leite, gluconato de cálcio a 5% ou solução de lactato de cálcio) ou hidróxido de alumínio na forma de gel (5 mL de Pepsamar® gel)
	Internação hospitalar imediata para observação
> 15 mg/kg	Internação hospitalar imediata
	Na espera pelo socorro:
	Indução de vômito com eméticos
	Administração de cálcio (leite, gluconato de cálcio a 5% ou solução de lactato de cálcio) ou hidróxido de alumínio na forma de gel (5 mL de Pepsamar® gel) por via oral
	Em ambiente hospitalar (sob cuidados médicos):
	Monitoramento cardíaco
	Ca^{2+} endovenoso (injetar lentamente solução de gluconato de cálcio a 10%, 1 mL/kg peso)
	Glicose e soro bicarbonatado por via endovenosa (diurético que aumenta a excreção do fluoreto)
	Medidas de suporte para prevenção de colapso respiratório e cardiovascular

Fonte: Adaptado de Bayless e Tinanoff.[18]

A fluorose dental é considerada o único efeito colateral da exposição crônica ao fluoreto a partir dos meios utilizados para o controle de cárie (água fluoretada, dentifrício fluoretado). Ela ocorre pela ingestão de fluoreto em pequenas quantidades, diariamente, durante o período da amelogênese, ou seja, apenas dentes em formação durante o período da exposição são afetados.

Clinicamente, a fluorose se caracteriza por uma hipomineralização do esmalte, que pode apresentar desde um aumento de opacidades difusas pela coroa dos dentes, nos casos mais brandos, até um aspecto esbranquiçado e com perda de estrutura, nos casos mais graves (FIG 7.10).

Já a fluorose esquelética (ou óssea) é um quadro extremamente raro, resultado da exposição crônica a doses elevadas de fluoreto durante períodos prolongados de tempo. Não há relatos na literatura de fluorose esquelética associada aos meios utilizados para o controle de cárie;[19,20] apenas exposição a água contendo fluoreto natural em concentrações extremamente elevadas (p. ex., acima de 10 ppm, não indicadas para consumo humano) pode resultar em fluorose esquelética. Em alguns países, como a China, ainda hoje são relatados casos de fluorose esquelética. Ela ocorre em decorrência da combustão de carvão mineral para o aquecimento caseiro ou para secar alimentos, o que libera fluoreto na forma gasosa, que é aspirado,[21] ou do consumo excessivo de chás contendo flúor em alta concentração.[22]

LEMBRETE
Não há relatos na literatura de fluorose esquelética associada aos meios de uso de flúor utilizados para o controle de cárie.

Considerando que a fluorose esquelética é extremamente rara e que os meios de uso de fluoreto para o controle de cárie estão apenas associados à fluorose dental, mais detalhes sobre esta última serão apresentados a seguir.

MECANISMO DE DESENVOLVIMENTO DA FLUOROSE DENTAL

O esmalte é o tecido mais duro do organismo (ver Cap. 1, Conceitos de pH, sistemas tampão e solubilidade: aplicação na odontologia), e sua formação se inicia pela ação dos ameloblastos que produzem uma matriz extracelular que contém 25% de proteínas. Essa matriz protei-

Figura 7.10 – Aspecto clínico dos diferentes graus de fluorose dentária: (A) muito leve – pequenas manchas esbranquiçadas e opacas espalhadas irregularmente pelos dentes, não envolvendo mais do que 25% das superfícies; (B) leve – opacidade mais extensa, mas que não envolve mais do que 50% das superfícies; (C) moderada – manchas brancas mais evidentes, afetando a maior parte da coroa; e (D) severa – hipomineralização intensa e generalizada, podendo haver perda de estrutura em alguns pontos.

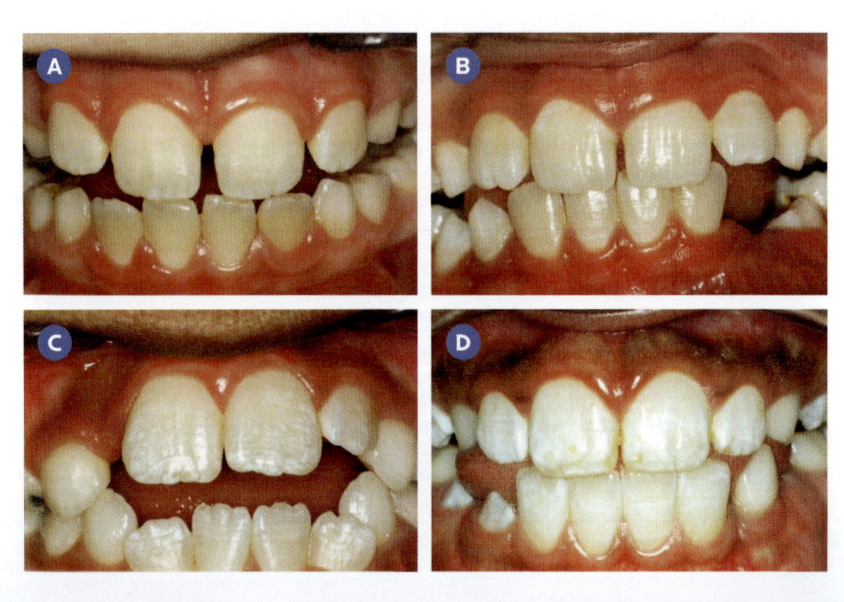

ca é enzimaticamente removida, gerando um produto final contendo menos de 1% de proteínas. Ao mesmo tempo em que as proteínas são removidas da matriz, o esmalte sofre mineralização pela deposição de íons cálcio e fosfato (processo de maturação). Se durante o processo de degradação das proteínas da matriz do esmalte houver fluoreto presente no líquido tecidual, a reabsorção das proteínas da matriz é inibida, prejudicando a mineralização do esmalte.

Embora o mecanismo envolvido nesse processo ainda não esteja totalmente elucidado, a consequência é que o esmalte formado nessas condições tem mais proteínas e maior porosidade. Essa maior porosidade subsuperficial se reflete clinicamente em um esmalte apresentando diferentes graus de opacidade (FIG. 7.10), dependendo da dose e do tempo de exposição ao fluoreto.

DIAGNÓSTICO DIFERENCIAL E SEVERIDADE

A fluorose dental se manifesta clinicamente pelo aumento da opacidade do esmalte, caracterizada por linhas brancas difusas e transversais que podem se fundir, tornando o dente totalmente branco.

Como a fluorose é um efeito sistêmico do F presente no sangue, dentes homólogos e formados no mesmo período devem apresentar a mesma alteração – simetria de efeito. No entanto, existem opacidades de esmalte de origem não fluorótica que também podem se manifestar simetricamente. Por exemplo, traumas ou intrusão dos dois incisivos decíduos pode afetar a formação dos dentes permanentes homólogos. Contudo, ao contrário das opacidades decorrentes da fluorose (transversais e difusas), **as opacidades não fluoróticas são arredondadas e bem-delimitadas**.

À semelhança de fluorose, lesões incipientes de cárie se refletem como opacidades do esmalte, mas podem ser facilmente diferenciadas destas. Lesões de mancha branca causadas por cárie se restringem às regiões dos dentes onde há acúmulo de biofilme; portanto, estão localizadas em regiões específicas, como a cervical dos dentes anteriores. Já as manchas decorrentes da fluorose estão distribuídas por toda a coroa dental, ou mais aparentes em regiões incisais (FIG. 7.10) ou nas cúspides dos dentes posteriores ("pico de neve"), faces dentais onde não ocorrem lesões de cárie.

O grau de severidade da fluorose dental é função direta da dose (mg F/dia/kg peso) e do tempo de duração dessa, podendo variar desde graus imperceptíveis até o acometimento estético severo do esmalte dental. Isso quer dizer que todo flúor ingerido e circulante pelo organismo poderá causar algum grau de fluorose, mas o significado clínico dependerá da dose e seu tempo de duração.

Nos graus mais leves, a alteração é mais superficial, e é mais profunda nos casos mais graves. Água fluoretada na concentração ótima (0,7 ppm de F para a maioria das cidades brasileiras) é capaz de causar fluorose em graus leve e muito leve em uma parcela da população estudada, e a ingestão simultânea de outras fontes de uso de fluoreto, como o dentifrício fluoretado, deve ser considerada. Em países onde a população está exposta a essas duas fontes de exposição a fluoreto – caso de Austrália, Brasil, Estados Unidos e Nova

LEMBRETE

A fluorose dental se manifesta clinicamente pelo aumento da opacidade do esmalte, caracterizada por linhas brancas difusas e transversais que podem se fundir.

Zelândia –, a maior prevalência encontrada é de graus muito leve e leve de fluorose. Dados do último levantamento epidemiológico das condições de saúde bucal da população brasileira, realizado em 2010, mostram que a prevalência de fluorose em crianças de 12 anos é de 16,7% (25,2% se for considerado o grau "questionável").[23] No entanto, 91% desses casos estão restritos aos graus muito leve e leve (FIGS. 7.10A / B). Nesses níveis, não há comprometimento estético, nem evidências de insatisfação dos pacientes com a aparência de seus dentes.

Pelo contrário: em comunidades expostas a água e a dentifrícios fluoretados, onde prevalecem os graus leve e muito leve de fluorose, tem sido relatado que a qualidade de vida associada à saúde bucal é maior.[24] Isso pode ser visto como um reflexo da menor prevalência de cárie (benefício associado ao uso de fluoreto), resultando em menos casos de dor e perda dental. Dados da Austrália e dos Estados Unidos comprovam que a cárie compromete mais a qualidade de vida das populações desses países do que a fluorose.[24,25]

Além disso, já foi relatada diminuição do grau de fluorose com o passar do tempo de irrompimento[26] do dente na boca: após oito anos, mais de 60% dos casos de fluorose muito leve mudaram para grau zero (dente normal), e 66% dos casos de fluorose leve e moderada se transformaram, respectivamente, em graus zero e muito leve. Considerando que quanto mais leve é a fluorose, mais superficial é a hipomineralização, essa mudança deve ser atribuída ao desgaste da superfície dental e à propriedade remineralizante da saliva. Em casos específicos em que o paciente (e não o dentista) relata insatisfação com a aparência de seus dentes, o tratamento pela técnica da microabrasão ácida tem sido feito com sucesso, tendo em vista que apenas a camada superficial é afetada.

Na literatura, o relato de casos de fluorose em graus de maior severidade (FIGS. 7.10C / D) é raro e tem sido relacionado à ingestão de água naturalmente fluoretada em concentração de fluoreto igual ou maior do que 1,4 ppm F (2 vezes a concentração ótima para o Brasil). De fato, no Brasil, 1,5 ppm F é considerado o valor máximo permissível (VMP) de concentração de fluoreto em água de consumo humano.

Os graus mais severos de fluorose são caracterizados por perda de estrutura e manchamento do esmalte. Nesses casos, o dente irrompe com a superfície íntegra, e acaba por sofrer microfraturas durante a mastigação devido à sua baixa resistência mecânica. As manchas também têm origem pós-eruptiva e ocorrem em decorrência da pigmentação das porosidades do esmalte fluorótico por produtos da dieta.

Figura 7.11 – Aspecto clínico do esmalte fluorótico antes (A) e depois (B) da secagem dos dentes. Também é possível observar que a região central da coroa dos incisivos centrais, bem como a incisal, não parecem apresentar manchas. Isso se deve à abrasão que essas regiões sofrem quando da função dos dentes na boca, diminuindo o aspecto da fluorose com o tempo.

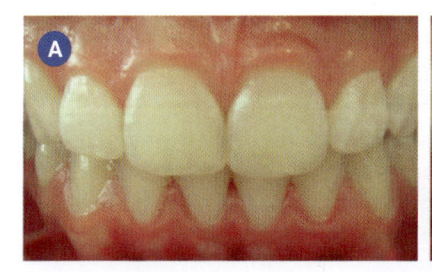

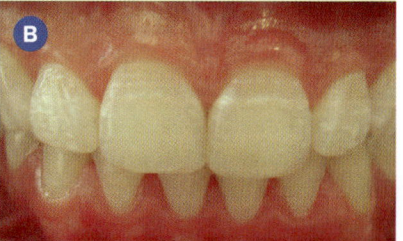

Considerando que a fluorose é uma hipomineralização e que a desidratação dos dentes previamente ao exame acentua sua visualização (FIG. 7.11), é possível que os níveis de fluorose observados pelo cirurgião-dentista no consultório odontológico estejam superestimados em relação ao grau de fluorose com o qual o paciente convive diariamente, em suas interações sociais, quando a proteção dos lábios e da saliva mantém a superfície dental úmida.

PERÍODO E DOSE DE RISCO

O período de risco para a ocorrência de fluorose tem relação com a cronologia de formação dental. Assim, calcula-se que, para a ocorrência de fluorose em incisivos permanentes (que representam maior comprometimento estético), o "período crítico" se situa entre vinte e trinta meses de idade. Entretanto, uma revisão sistemática da literatura mostrou evidências de que o tempo de duração da exposição a determinada dose de fluoreto durante a amelogênese (quanto mais longo, maior o efeito) é mais relevante do que a simples determinação de um "período crítico" para o desenvolvimento de fluorose.[27]

A maior importância do tempo de duração da dose em detrimento de picos esporádicos de maior exposição a fluoreto foi comprovada no Brasil com relação à fluoretação da água.[28] Em uma cidade cuja concentração de flúor na água era mantida dentro da faixa de 0,6 a 0,8 ppm F, foi encontrada prevalência de fluorose duas vezes maior do que em outra cidade onde havia oscilações esporádicas atingindo valores de até 1,4 ppm.

Com relação à dose de risco, o parâmetro que tem sido usado até hoje é o valor de 0,07 mg F/dia/kg de peso corpóreo.[29] Segundo o proponente desse valor, se for necessário ingerir flúor para prevenção de cárie, essa dose deve ser considerada como limite superior de uma fluorose clinicamente aceitável. Infelizmente, essa dose não foi estabelecida por meio de estudos longitudinais avaliando causa e efeito, e a maioria dos trabalhos publicados sobre "risco" de fluorose se limita a calcular dose de ingestão a que crianças são submetidas quando expostas a diferentes meios de uso de fluoreto, sem ao menos considerar que o importante é a dose de fluoreto que foi absorvida.

Em um estudo que avaliou prospectivamente a relação entre a dose de ingestão de flúor e a fluorose decorrente,[30] não foi encontrada uma clara correlação entre esses parâmetros. Nesse estudo, feito em duas comunidades brasileiras, os autores determinaram a dose de fluoreto à qual crianças de dezenove a trinta e oito meses estavam expostas pela combinação de água e creme dental fluoretado. A soma das doses foi em média de 0,09 mg F/dia/kg – aproximadamente 30% superior ao limite de 0,07.[31] Após seis anos, a fluorose nos dentes incisivos permanentes dessas crianças foi avaliada, sendo diagnosticada nos dentes de 59% das crianças. Porém, 90% das crianças tinham fluorose leve, que não compromete a qualidade de vida.[30] Além disso, não foi observada relação entre a dose ingerida durante a formação dos dentes e a fluorose observada seis anos depois.

> **LEMBRETE**
>
> A dosagem de risco de fluorose dental que tem sido usada até hoje é de 0,07 mg F/dia/kg de peso. Apesar disso, o que realmente importa – e que não foi considerado pelos estudos publicados – é a dosagem de fluoreto absorvida, e não a ingerida.

Esse resultado sugere que a dose de 0,07 mg F/dia/kg de peso superestima o risco de fluorose. Essa superestimação pode ser explicada pela fato de que nem todo flúor ingerido é absorvido para provocar o efeito sistêmico de fluorose. Isso é claro no caso de dentifrício pelos seguintes motivos:

- A dose de ingestão é calculada com base em uma ingestão de dentifrício pela criança multiplicado pelo número de vezes que a mãe relata que seu filho escova os dentes (o que normalmente é superestimado).
- A dose de ingestão não considera o período em que a criança escova os dentes e os alimentos no estômago, que reduzem a absorção (FIG. 7.4).
- No cálculo de dose, é desconsiderado o fato de que nem todo o flúor de um dentifrício está solúvel para ser absorvido no trato gastrintestinal.

Essas considerações estão suportadas pelo fato de que, em países onde a água não é fluoretada e as crianças estão expostas apenas a dentifrício fluoretado, a prevalência de fluorose encontrada é bem inferior aos 28% esperados com base no cálculo de dose.[32]

MEIOS DE USAR FLÚOR ASSOCIADOS COM RISCO DE FLUOROSE DENTAL

Sendo a fluorose dental o efeito biológico da exposição crônica ao fluoreto, os meios de uso diretamente relacionados à sua ocorrência são aqueles que envolvem a ingestão frequente de flúor, como o flúor presente na água de beber (e alimentos cozidos com ela) e em suplementos. Indiretamente, a ingestão acidental de dentifrícios fluoretados também está associada ao aumento do risco de fluorose.

Por muitos anos, o flúor presente na água foi apontado como o principal "vilão" responsável pela ocorrência de fluorose dental em níveis populacionais. De fato, quando se ingere água fluoretada, é esperado o desenvolvimento de algum grau de fluorose dental. No entanto, é consenso na literatura que a utilização de água fluoretada na concentração ótima é um método seguro de usar fluoretos, pois é capaz de produzir o máximo de redução de cárie (benefício) com o mínimo efeito colateral (fluorose dental esteticamente aceitável).[33,34]

Além disso, evidências de que a prevalência de fluorose dental tem aumentado em todo o mundo – seja em áreas com água fluoretada ou em áreas sem fluoretação – sugerem que é a ingestão simultânea de flúor a partir de outras fontes (dentifrícios fluoretados, suplementos de flúor, bebidas e alimentos industrializados infantis) que contribui para o aumento do risco de fluorose dental.

Se forem considerados os dois principais meios coletivos de uso de flúor na odontologia (aqueles mais representativos em níveis populacionais), a maior preocupação em termos de risco de fluorose está na associação do fluoreto ingerido na dieta e aquele obtido pela ingestão de dentifrícios fluoretados.

A preocupação com o uso de dentifrício fluoretado é devido ao fato de que crianças com menos de três anos não tem controle do reflexo de deglutição e involuntariamente ingerem parte do creme dental utilizado na escovação.

Tendo em vista o reconhecido benefício anticárie da combinação da fluoretação da água e do uso de dentifrícios fluoretados no Brasil, pode-se afirmar que essas continuam sendo medidas imprescindíveis em termos de saúde pública. Assim, a alternativa mais racional para se reduzirem os índices de fluorose dental deve estar voltada para a prevenção da ingestão acidental de dentifrícios fluoretados por crianças, uma vez que essa medida não priva o paciente dos efeitos benéficos do fluoreto. A seguir estão listadas algumas recomendações que visam à redução da ingestão de dentifrício fluoretado por crianças.

USAR DENTIFRÍCIO FLUORETADO NA CONCENTRAÇÃO DE 1.000 A 1.500 PPM F: Uma vez que o efeito anticárie dos dentifrícios fluoretados é suportado por evidência científica, não há segurança na recomendação de dentifrício sem fluoreto.[35,36] A indicação de dentifrício não fluoretado, além de privar a criança do já comprovado efeito preventivo do F, não necessariamente reduz o risco de fluorose, uma vez que outras fontes de F podem contribuir para tal.

Outro fator importante a ser considerado na recomendação de dentifrícios é a concentração de F. Duas recentes revisões sistemáticas da literatura mundial mostraram evidências de que o dentifrício deve conter no mínimo 1.000 ppm de F para garantir o efeito anticárie.[37,38] Foi demonstrado também que o uso de dentifrício fluoretado de baixa concentração aumenta em 13% o risco de desenvolver cárie em dentes decíduos, além de não reduzir significativamente o risco de fluorose.[38]

Diante disso, a utilização de dentifrício fluoretado de concentração convencional (1.000-1.500 ppm F) em **pequenas quantidades é uma forma universal, eficiente e educativa de se minimizar o risco de fluorose dental em crianças de pouca idade**. Essa recomendação está respaldada pelas principais academias científicas e entidades de odontopediatria ao redor do mundo.[39-42]

SUPERVISIONAR A ESCOVAÇÃO DE CRIANÇAS PEQUENAS: Essa medida educativa prevê que os pais sejam responsáveis pela higiene bucal de seus filhos, até que estes desenvolvam coordenação motora suficiente para realizar sua própria higiene oral.

ESTIMULAR A CRIANÇA A EXPECTORAR O DENTIFRÍCIO REMANESCENTE APÓS A ESCOVAÇÃO E ENXAGUAR A BOCA: A criança deve ser estimulada pelos pais a cuspir todo o dentifrício, para adquirir esse reflexo o mais cedo possível.

MANTER O DENTIFRÍCIO FORA DO ALCANCE DE CRIANÇAS DE PEQUENA IDADE, PARA NÃO INCENTIVAR A INGESTÃO VOLUNTÁRIA: O sabor agradável de alguns dentifrícios infantis pode ser um atrativo para o estabelecimento de alguns hábitos indevidos, como a ingestão ou a sucção de dentifrício diretamente do tubo.

REALIZAR A ESCOVAÇÃO APÓS AS REFEIÇÕES: Essa recomendação está baseada no fato de que a presença de alimento no estômago pode reduzir em até 40% a absorção do F do dentifrício acidentalmente ingerido (FIG. 7.4).

UTILIZAR POUCA QUANTIDADE DE DENTIFRÍCIO: Muitos cirurgiões-dentistas temem que os responsáveis pela escovação infantil utilizem grande quantidade de creme dental; assim, na tentativa de evitar o desenvolvimento de fluorose, indicam para esses pacientes dentifrícios não fluoretados ou com baixa concentração de flúor, que possuem efeito anticárie não comprovado. Assim como qualquer ação educativa – como o próprio ato de ensinar o hábito da escovação a uma criança –, a quantidade de dentifrício a ser utilizada (do tamanho de um grão de arroz ou de um grão de ervilha para crianças em idade de risco de desenvolvimento de fluorose) deve fazer parte da educação sobre higiene bucal.

MEIOS DE USAR FLÚOR NÃO ASSOCIADOS COM RISCO DE FLUOROSE DENTAL

Considerando o fato de que a fluorose dental depende da manutenção de flúor no sangue e de que esta é dependente de ingestão contínua, os meios profissionais de uso do fluoreto, que têm baixa frequência de utilização (géis, espumas e vernizes), não representam risco em termos de fluorose dental, ainda que sejam necessários cuidados quanto ao risco de intoxicação aguda.

Embora sejam utilizados com maior frequência, os bochechos fluoretados não estão relacionados com desenvolvimento de fluorose dental, uma vez que são indicados para crianças com mais de seis anos, idade em que já possuem melhor controle motor para cuspir. Materiais dentários liberadores de flúor também não oferecem risco de fluorose dental, visto que a quantidade liberada por área de material é muito pequena e não atinge a dose de risco.

CONCLUSÃO

Embora casos de intoxicação aguda sejam raros, o cirurgião-dentista deve conhecer a fundo o metabolismo do fluoreto e as medidas para reverter esse quadro, caso ocorra.

Em termos da intoxicação crônica ao fluoreto, a análise dos últimos levantamentos epidemiológicos de bases nacionais realizados no Brasil mostra que a redução dos índices de cárie é acompanhada pelo aumento dos índices de fluorose, mas em níveis que não comprometem a qualidade de vida da população. Nesse caso, o benefício do F presente na água e nos dentifrícios como estratégia populacional supera os riscos envolvidos em sua utilização.

Assim, espera-se que a prática clínica do cirurgião-dentista seja sempre pautada pelo uso racional do fluoreto, maximizando seu benefício anticárie e minimizando os riscos de intoxicação.

Atividades práticas

Casos-problema podem ser usados para consolidar o processo ensino-aprendizado sobre metabolismo e toxicidade do fluoreto, descritos neste capítulo. A seguir encontram-se dois casos-problema sobre intoxicação por fluoreto que têm sido usados no ensino de graduação da FOP/Unicamp.

AULA PRÁTICA – CASOS-PROBLEMAS

CASO 1

Em 2004, 73 animais do zoológico de São Paulo foram criminalmente mortos por fluoracetato de sódio, um potente raticida usado para controlar a proliferação de algumas espécies animais. Na época, a segurança do uso de fluoretos em odontologia para o controle da cárie dentária foi posta em cheque pelas redes sociais com afirmações alarmistas do tipo: "Matéria de autoria do Dr ACM, terapeuta em Equilíbrio Bio-Molecular, postada como advertência a todos consumidores inconscientes e inescrupulosos de água fluoretada e dentifrícios".

Pergunta-se:

a. Porque não pode ser feita nenhuma analogia química entre os tipos de sais de fluoreto usados no tratamento de água com o fluoracetato de sódio?

b. Porque não pode ser feita nenhuma analogia química entre os tipos de sais de fluoreto usados em dentifrícios com o fluoracetato?

c. Porque a intoxicação com o fluoracetato é totalmente diferente da toxicidade aguda provocada pelos sais de fluoreto usados pelos profissionais da odontologia?

d. Porque a intoxicação com fluoracetato de sódio é irreversível, mas a provocada por fluoreto de sódio pode ser revertida?

CASO 2

Acidentes ocorridos em razão do uso indevido de produtos fluoretados em consultório ou da negligência profissional têm sido relatados. No Brasil, ocorreu um caso letal envolvendo a aplicação tópica de flúor. Na boca de uma criança de 3 anos foi aplicado um produto contendo 33% de NaF. A criança foi dispensada, mas retornou ao consultório relatando não estar se sentindo bem. Não houve atendimento adequado em âmbito odontológico, nem em âmbito hospitalar, para onde foi encaminhada. Cerca de 4 horas após, ela faleceu. Estima-se que a criança tenha sido submetida à dose de 15 a 30 mg F/kg de peso corporal.

Pergunta-se:

a. A dose estimada de ingestão explicaria a morte da criança?

b. Qual a concentração de fluoreto no produto em ppm? Esta concentração é a indicada para uso profissional na prevenção de cárie?

c. Que sintomas uma pessoa submetida a doses agudas de fluoreto relata?

d. É possível reverter a intoxicação aguda usando eméticos para reduzir a absorção de fluoreto?

e. Se todo o fluoreto já tivesse sido absorvido no trato gastrintestinal, que medidas deveriam ser adotadas?

f. Que indicador biológico poderia ser utilizado como prova de causas mortis devido a fluoreto?

g. Que medidas devem ser utilizadas para a segurança do uso de fluoreto durante a aplicação profissional?

Referências

CAPÍTULO 1 – pH, TAMPÕES E SOLUBILIDADE: APLICAÇÃO NA ODONTOLOGIA

Referências

1. Larsen MJ, Nyvad B. Enamel erosion by some soft drinks and orange juices relative to their pH, buffering effect and contents of calcium phosphate. Caries Res. 1999;33(1):81-7.

2. Stephan RM. Changes in hydrogen-ion concentration on tooth surfaces and in caries lesions. J Am Dent Assoc. 1940;27(5):718-23.

3. Englander HR, Shklair IL, Fosdick LS. The effects of saliva on the pH and lactate concentration in dental plaques: I. Caries-rampant individuals. J Dent Res. 1959;38(5):848-53.

4. Le Chatelier HL. Comptes rendus. 1884;99:786-9.

5. Patel PR, Brown WE. Thermodynamic solubility product of human tooth enamel: powdered sample. J Dent Res. 1975;54(4):728-36.

Leituras recomendadas

Dawson RMC, Elliott DC, Elliott WH, Jones KM. Data for biochemical research. 3rd ed. Oxford: Oxford University Press, 1986.

Fejerskov O, Nyvad B, Kidd EAM. Dental caries: the disease and its clinical management. 3rd ed. Oxford: Wiley-Blackwell; 2015.

Mulroney SE, Myers AK. Netter, bases da fisiologia. Rio de Janeiro: Elsevier, 2009.

Murray RK, Bender DA, Botham KM, Kenelly PJ, Rodwell VW, Weil PA. Harper's illustrated biochemistry. 29th ed. New York: McGraw-Hill, 2012.

Nelson DL, Cox MM. Lehninger principles of biochemistry. 6th ed. New York: W. H. Freeman, c2013.

CAPÍTULO 2 – BIOMOLÉCULAS: ESTRUTURA, FUNÇÃO E EXEMPLOS DA SUA IMPORTÂNCIA NA ODONTOLOGIA

Referências

1. Organização Mundial de Saúde. Diretriz: ingestão de açúcares por adultos e crianças. Genebra: OMS; 2015.

2. Neves PA, Ribeiro CC, Tenuta LM, Leitão TJ, Monteiro-Neto V, Nunes AM, et al. Breastfeeding, dental biofilm acidogenicity, and early childhood caries. Caries Res. 2016;50(3):319-24.

3. Aires CP, Tabchoury CP, Del Bel Cury AA, Cury JA. Effect of a lactose-containing sweetener on root dentine demineralization in situ. Caries Res. 2002;36(3):167-9.

4. Ribeiro CC, Tabchoury CP, Del Bel Cury AA, Tenuta LM, Rosalen PL, Cury JA. Effect of starch on the cariogenic potential of sucrose. Br J Nutr. 2005;94(1):44-50.

5. Aires CP, Del Bel Cury AA, Tenuta LM, Klein MI, Koo H, Duarte S, et al. Effect of starch and sucrose on dental biofilm formation and on root dentine demineralization. Caries Res. 2008;42(5):380-6.

6. Bowen WH, Koo H. Biology of Streptococcus mutans-derived glucosyltransferases: role in extracellular matrix formation of cariogenic biofilms. Caries Res. 2011;45(1):69-86.

7. de Mazer Papa AM, Tabchoury CP, Del Bel Cury AA, Tenuta LM, Arthur RA, Cury JA. Effect of milk and soy-based infant formulas on in situ demineralization of human primary enamel. Pediatr Dent. 2010;32(1):35-40.

8. Nelson DL, Cox MM. Princípios de bioquímica de Lehninger. 6. ed. Porto Alegre: Artmed; 2014.

9. Madigan MT, Martinko JM, Bender KS, Buckley DH, Stahl DA. Microbiologia de Brock. 14. ed. Porto Alegre: Artmed; 2016.

10. Kilian M, Chapple IL, Hannig M, Marsh PD, Meuric V, Pedersen AM, et al. The oral microbiome - an update for oral healthcare professionals. Br Dent J. 2016;221(10):657-666.

11. Fozo EM, Quivey RG Jr. Shifts in the membrane fatty acid profile of Streptococcus mutans enhance survival in acidic environments. Appl Environ Microbiol. 2004;70(2):929-36.

12. Lemos JA, Burne RA. A model of efficiency: stress tolerance by Streptococcus mutans. Microbiology. 2008;154(Pt 11):3247-55.

13. Quivey RG Jr, Kuhnert WL, Hahn K. Adaptation of oral streptococci to low pH. Adv Microb Physiol. 2000;42:239-74.

14. Fozo EM, Scott-Anne K, Koo H, Quivey RG Jr. Role of unsaturated fatty acid biosynthesis in virulence of Streptococcus mutans. Infect Immun. 2007;75(3):1537-9.

15. Burne RA, Marquis RE. Alkali production by oral bacteria and protection against dental caries. FEMS Microbiol Lett. 2000;193(1):1-6.

16. Van Wuyckhuyse BC, Perinpanayagam HE, Bevacqua D, Raubertas RF, Billings RJ, Bowen WH, et al. Association of free arginine and lysine concentrations in human parotid saliva with caries experience. J Dent Res. 1995;74(2):686-90.

17. Li J, Huang Z, Mei L, Li G, Li H. Anti-caries effect of arginine-containing formulations in vivo: a systematic review and meta-analysis. Caries Res. 2015;49(6):606-17.

18. Ástvaldsdóttir Á, Naimi-Akbar A, Davidson T, Brolund A, Lintamo L, Attergren Granath A, et al. Arginine and caries prevention: a systematic review. Caries Res. 2016;50(4):383-93.

19. Siqueira WL, Oppenheim FG. Small molecular weight proteins/peptides present in the in vivo formed human acquired enamel pellicle. Arch Oral Biol. 2009;54(5):437-44.

20. Xiao Y, Karttunen M, Jalkanen J, Mussi MC, Liao Y, Grohe B, et al. Hydroxyapatite growth inhibition effect of pellicle statherin peptides. J Dent Res. 2015;94(8):1106-12.

21. Helmerhorst EJ, Alagl AS, Siqueira WL, Oppenheim FG. Oral fluid proteolytic effects on histatin 5 structure and function. Arch Oral Biol. 2006;51(12):1061-70.

22. Tortora GJ, Funke BR, Case CL. Microbiologia. 12. ed. Porto Alegre: Artmed; 2017.

23. Lodish H, Berk A, Kaiser CA, Krieger M, Bretscher A, Ploegh H, et al. Biologia celular e molecular. 7. ed. Porto Alegre: Artmed; 2014.

24. Sapna G, Gokul S, Bagri-Manjrekar K. Matrix metalloproteinases and periodontal diseases. Oral Dis. 2014;20(6):538-50.

25. DuBois M, Gilles KA, Hamilton JK, Rebers PA, Smith F. Colorimetric method for determination of sugars and related substances. Anal Chem. 1956;28(3):350-6.

26. Somogyi M. Notes on sugar determination. J Biol Chem. 1952 Mar;195(1):19-23.

Leituras recomendadas relacionadas às Atividades práticas

Gil PS, Cury JA. Potencial cariogênico de gomas de mascar. Rev Gaúcha Odontol. 1986;34(2):121-4.

Koo MH, Cury JA. Concentração e tipos de açúcares presentes em produtos alimentícios, guloseimas e medicamentos encontrados no mercado brasileiro. Rev ABO Nacional. 1996;4(3):172-5.

Leitura recomendada

Stryer L. Bioquímica. 4. ed. Rio de Janeiro: Guanabara Koogan; 1996.

CAPÍTULO 3 – COMPOSIÇÃO QUÍMICA E PROPRIEDADES DOS DENTES

Referências

1. Manly RS, Hodge HC. Density and refractive index studies of hard tissues. I. Methods for separation and determination of purity. J Dent Res. 1939;18(2):133-41.

2. Fiske CH, Subbarow Y. The colorimetric determination of phosphorus. J Biol Chem. 1925;66(2):375-400.

Leituras recomendadas

Arends J, Davidson CL. HPO42- content in enamel and artificial carious lesions. Calcif Tissue Res. 1975;18(1):65-79.

Arends J, ten Bosch JJ. Demineralization and remineralization evaluation techniques. J Dent Res. 1992;71 Spec No:924-8.

Bosshardt DD, Selvig KA. Dental cementum: the dynamic tissue covering of the root. Periodontol 2000. 1997;13:41-75.

Cury JA, Bragotto C, Valdrighi L. The demineralizing efficiency of EDTA solutions on dentin. I. Influence of pH. Oral Surg Oral Med Oral Pathol. 1981;52(4):446-8.

Fejerskov O, Larsen MJ. De- and remineralization: the key to understanding clinical manifestations of dental caries. In: Fejerskov O, Nyvad B, Kidd EAM, editors. Dental caries: the disease and its clinical management. 3rd ed. Oxford: Blackwell; 2015. Cap. 9.

Goldberg M, Kulkarni AB, Young M, Boskey A. Dentin: structure, composition and mineralization. Front Biosci (Elite Ed). 2011;3:711-35.

Jenkins GN. The physiology and biochemistry of the mouth. 4th ed. Oxford: Blackwell; 1978.

Lazzari EP. Dental biochemistry. 2nd ed. Philadelphia: Lea & Febiger; 1976.

Lussi A, Schlueter N, Rakhmatullina E, Ganss C. Dental erosion--an overview with emphasis on chemical and histopathological aspects. Caries Res. 2011;45 Suppl 1:2-12.

Petersson LG, Odelius H, Lodding A, Larsson SJ, Frostell G. Ion probe study of fluorine gradients in outermost layers of human enamel. J Dent Res. 1976;55(6):980-90.

Weatherell JA, Deutsch D, Robinson C, Hallsworth AS. Assimilation of fluoride by enamel throughout the life of the tooth. Caries Res. 1977;11 Suppl 1:85-115.

White DJ, Nancollas GH. Physical and chemical considerations of the role of firmly and loosely bound fluoride in caries prevention. J Dent Res. 1990;69 Spec No:587-94; discussion 634-6.

CAPÍTULO 4 – COMPOSIÇÃO, FUNÇÕES E PROPRIEDADES DA SALIVA

Referências

1. Saliva: its role in health and disease. Working Group 10 of the Commission on Oral Health, Research and Epidemiology (CORE). Int Dent J. 1992;42(4 Suppl 2):287-304.

2. Queiroz CS, Hayacibara MF, Tabchoury CP, Marcondes FK, Cury JA. Relationship between stressful situations, salivary flow rate and oral volatile sulfur-containing compounds. Eur J Oral Sci. 2002;110(5):337-40.

3. Dawes C. Salivary flow patterns and the health of hard and soft oral tissues. J Am Dent Assoc. 2008;139 Suppl:18S-24S.

4. Bardow A, Vissink, J. Saliva and caries development. In: Fejerskov O, Nyvad B, Kidd EAM, editors. Dental caries: the disease and its clinical management. 3rd ed. Oxford: Blackwell; 2015. Cap. 6.

5. Edgar WM, Dawes C, O'Mullane DM. Saliva and oral health. 3rd ed. London: British Dental Association; 2004.

6. Dawes C. Salivary clearance and its effects on oral health. In: Edgar WM, Dawes C, O'Mullane DM. Saliva and oral health. 3rd ed. London: British Dental Association; 2004. Cap. 5.

7. Dawes C. Why does supragingival calculus form preferentially on the lingual surface of the 6 lower anterior teeth? J Can Dent Assoc. 2006;72(10):923-6.

8. Maia LC, Souza IPR, Cury JA. Effect of a combination of fluoride dentifrice and varnish on enamel surface rehardening and fluoride uptake in vitro. Eur J Oral Sci. 2003;111(1):68-72.

9. Paes Leme AF, Tabchoury CP, Zero DT, Cury JA. Effect of fluoridated dentifrice and acidulated phosphate fluoride application on early artificial carious lesions. Am J Dent. 2003;16(2):91-5.

10. Nobre dos Santos M, Koo H, Cury JA. Evaluación in situ de la incorporación de fluor y remineralización del esmalte dental con un dentifrico brasilero fluorado comercializado para niños. Rev Fola/Oral. 1998;4(12):110-4.

11. Marsh PD. Microbial ecology of dental plaque and its significance in health and disease. Adv Dent Res. 1994;8(2):263-71.

12. Cury JA, Tenuta LM. Enamel remineralization: controlling the caries disease or treating early caries lesions? Braz Oral Res. 2009;23 Suppl 1:23-30.

13. Ericsson Y, Hardwick L. Individual diagnosis, prognosis and counselling for caries prevention. Caries Res. 1978;12 Suppl 1:94-102.

14. Frostell G. A colourimetric screening test for evaluation of the buffer capacity of saliva. Swed Dent J. 1980;4(3):81-6.

15. Wikner S, Nedlich U. A clinical evaluation of the ability of the Dentobuff method to estimate buffer capacity of saliva. Swed Dent J. 1985;9(2):45-7.

16. Ericsson Y. Clinical investigations of the salivary buffering action. Acta Odontol Scand. 1959;17(2):131-65.

Leituras recomendadas

Brandtzaeg P. Secretory immunity with special reference to the oral cavity. J Oral Microbiol. 2013;5.

Dawes C, Pedersen AM, Villa A, Ekström J, Proctor GB, Vissink A, et al. The functions of human saliva: a review sponsored by the World Workshop on Oral Medicine VI. Arch Oral Biol. 2015;60(6):863-74.

Fejerskov O, Nyvad B, Kidd EAM, editors. Dental caries: the disease and its clinical management. 3rd ed. Oxford: Blackwell; 2015.

Fiske CH, Subbarow Y. The colorimetric determination of phosphorus. J Biol Chem. 1925;66(2):375-400.

Gibbins HL, Proctor GB, Yakubov GE, Wilson S, Carpenter GH. Concentration of salivary protective proteins within the bound oral mucosal pellicle. Oral Dis. 2014;20(7):707-13.

Javaid MA, Ahmed AS, Durand R, Tran SD. Saliva as a diagnostic tool for oral and systemic diseases. J Oral Biol Craniofac Res. 2016;6(1):66-75.

Lingström P, Birkhed D. Plaque pH and oral retention after consumption of starchy snack products at normal and low salivary secretion rate. Acta Odontol Scand. 1993;51(6):379-88.

Mandel ID. The role of saliva in maintaining oral homeostasis. J Am Dent Assoc. 1989;119(2):298-304.

Marsh PD. Dental plaque as a biofilm and a microbial community – implications for health and disease. BMC Oral Health. 2006;6 (Suppl 1):S14.

Stephan RM. Changes in hydrogen-ion concentration on tooth surfaces and in carious lesions. J Am Dent Assoc. 1940;27(5):718-23.

CAPÍTULO 5 – BIOFILMES BUCAIS E SUA IMPLICAÇÃO EM SAÚDE E DOENÇA

Referências

1. Marsh P, Martin M. Oral microbiology. 5th ed. London: Churchill Livingstone; 2009.

2. Cole MF, Evans M, Fitzsimmons S, Johnson J, Pearce C, Sheridan MJ, et al. Pioneer oral streptococci produce immunoglobulin A1 protease. Infect Immun. 1994;62(6):2165-8.

3. Blackburn S. Unit II: adaptations in major body systems in the pregnant woman, fetus, and neonate: immune system and host defense mechanisms. In: Blackburn S. Maternal, fetal & neonatal physiology. 4th ed. Philadelphia: Saunders; 2012.

4. Könönen E, Asikainen S, Saarela M, Karjalainen J, Jousimies-Somer H. The oral gram-negative anaerobic microflora in young children: longitudinal changes from edentulous to dentate mouth. Oral Microbiol Immunol. 1994;9(3):136-41.

5. Donlan RM, Costerton JW. Biofilms: survival mechanisms of clinically relevant microorganisms. Clin Microbiol Rev. 2002;15(2):167-93.

6. Marques M. Quorum sensing. [S. l.]: Knoow; 2016 [capturado em 27 mar. 2016]. Disponível em: http://knoow.net/ciencterravida/biologia/quorum-sensing/.

7. Loesche WJ. Chemotherapy of dental plaque infections. Oral Sci Rev. 1976;9:65-107.

8. Theilade E. The non-specific theory in microbial etiology of inflammatory periodontal diseases. J Clin Periodontol. 1986;13(10):905-11.

9. Marsh PD. Microbial ecology of dental plaque and its significance in health and disease. Adv Dent Res. 1994;8(2):263-71.

10. Socransky SS, Haffajee AD, Cugini MA, Smith C, Kent RL Jr. Microbial complexes in subgingival plaque. J Clin Periodontol. 1998;25(2):134-44.

11. Thompson DS, Carlisle PL, Kadosh D. Coevolution of morphology and virulence in Candida species. Eukaryot Cell. 2011;10(9):1173-82.

12. Xu H, Sobue T, Thompson A, Xie Z, Poon K, Ricker A, et al. Streptococcal co-infection augments Candida pathogenicity by amplifying the mucosal inflammatory response. Cell Microbiol. 2014;16(2):214-31.

13. Cavalcanti IM, Nobbs AH, Ricomini-Filho AP, Jenkinson HF, Del Bel Cury AA. Interkingdom cooperation between Candida albicans, Streptococcus oralis and Actinomyces oris modulates early biofilm development on denture material. Pathog Dis. 2016;74(3).

14. Diaz PI, Xie Z, Sobue T, Thompson A, Biyikoglu B, Ricker A, et al. Synergistic interaction between Candida albicans and commensal oral streptococci in a novel in vitro mucosal model. Infect Immun. 2012;80(2):620-32.

15. Bertolini MM, Xu H, Sobue T, Nobile CJ, Del Bel Cury AA, Dongari-Bagtzoglou A. Candida-streptococcal mucosal biofilms display distinct structural and virulence characteristics depending on growth conditions and hyphal morphotypes. Mol Oral Microbiol. 2015;30(4):307-22.

Leituras recomendadas relacionadas às Atividades práticas

Gil PS, Cury JA. Potencial cariogênico de gomas de mascar. Rev Gaúcha Odontol. 1986;34(2):121-4.

Rebelo Vieira JM, Rebelo MA, Cury JA. Evaluation of the cariogenic potential of cassava flours from the Amazonian region. Caries Res. 2002;36(6):417-22.

Leituras recomendadas

Gow NA, van de Veerdonk FL, Brown AJ, Netea MG. Candida albicans morphogenesis and host defence: discriminating invasion from colonization. Nat Rev Microbiol. 2011;10(2):112-22.

Kilian M, Chapple IL, Hannig M, Marsh PD, Meuric V, Pedersen AM, et al. The oral microbiome - an update for oral healthcare professionals. Br Dent J. 2016;221(10):657-666.

CAPÍTULO 6 – MECANISMO DE AÇÃO DO FLUORETO

Referências

1. Narvai PC, Frazão P, Roncalli AG, Antunes JL. [Dental caries in Brazil: decline, polarization, inequality and social exclusion]. Rev Panam Salud Publica. 2006;19(6):385-93.

2. Brasil. Ministério da Saúde. SB Brasil 2010: pesquisa nacional de saúde bucal: resultados principais. Brasília: Ministério da Saúde, 2011.

3. Bratthall D, Hänsel-Petersson G, Sundberg H. Reasons for the caries decline: what do the experts believe? Eur J Oral Sci. 1996;104(4 (Pt 2)):416-22; discussion 423-5, 430-2.

4. Ögaard B, Rölla G, Ruben J, Dijkman T, Arends J. Microradiographic study of demineralization of shark enamel in a human caries model. Scand J Dent Res. 1988;96(3):209-11.

5. Petersen PE, Lennon MA. Effective use of fluorides for the prevention of dental caries in the 21st century: the WHO approach. Community Dent Oral Epidemiol. 2004;32(5):319-21.

6. Lima CV, Tenuta LM, Cury JA. Salivary fluoride concentration during mastication of food prepared with fluoridated water or salt. Caries Res. 2016;50(2):178.

7. Oliveby A, Lagerlöf F, Ekstrand J, Dawes C. Studies on fluoride excretion in human whole saliva and its relation to flow rate and plasma fluoride levels. Caries Res. 1989;23(4):243-6.

8. Nobre dos Santos M, Cury JA. Dental plaque fluoride is lower after discontinuation of water fluoridation. Caries Res. 1988;22(5):316-7.

9. Cury JA, Tenuta LM. How to maintain a cariostatic fluoride concentration in the oral environment. Adv Dent Res. 2008;20(1):13-6.

10. Cury JA, Oliveira BH, Santos AP, Tenuta LM. Are fluoride releasing dental materials clinically effective on caries control? Dent Mater. 2016;32(3):323-33.

11. Vogel GL, Tenuta LM, Schumacher GE, Chow LC. No calcium-fluoride-like deposits detected in plaque shortly after a sodium fluoride mouthrinse. Caries Res. 2010;44(2):108-15.

12. Vogel GL, Tenuta LM, Schumacher GE, Chow LC. A calcium prerinse required to form calcium fluoride in plaque from a sodium fluoride rinse. Caries Res. 2014;48(2):174-8.

13. Cenci MS, Tenuta LM, Pereira-Cenci T, Del Bel Cury AA, ten Cate JM, Cury JA. Effect of microleakage and fluoride on enamel-dentine demineralization around restorations. Caries Res. 2008;42(5):369-79.

14. Cury JA, do Amaral RC, Tenuta LM, Del Bel Cury AA, Tabchoury CP. Low-fluoride toothpaste and deciduous enamel demineralization under biofilm accumulation and sucrose exposure. Eur J Oral Sci. 2010;118(4):370-5.

15. Tenuta LM, Cury JA. Laboratory and human studies to estimate anticaries efficacy of fluoride toothpastes. Monogr Oral Sci. 2013;23:108-24.

16. Tenuta LM, Zamataro CB, Del Bel Cury AA, Tabchoury CP, Cury JA. Mechanism of fluoride dentifrice effect on enamel demineralization. Caries Res. 2009;43(4):278-85.

17. Santos AP, Nadanovsky P, Oliveira BH. A systematic review and meta-analysis of the effects of fluoride toothpastes on the prevention of dental caries in the primary dentition of preschool children. Community Dent Oral Epidemiol. 2013;41(1):1-12.

18. Walsh T, Worthington HV, Glenny AM, Appelbe P, Marinho VC, Shi X. Fluoride toothpastes of different concentrations for preventing dental caries in children and adolescents. Cochrane Database Syst Rev. 2010;(1):CD007868.

19. Lima TJ, Ribeiro CC, Tenuta LM, Cury JA. Low-fluoride dentifrice and caries lesion control in children with different caries experience: a randomized clinical trial. Caries Res. 2008;42(1):46-50.

20. Tenuta LM, Cerezetti RV, Del Bel Cury AA, Tabchoury CP, Cury JA. Fluoride release from CaF_2 and enamel demineralization. J Dent Res. 2008;87(11):1032-6.

21. Villena RS, Tenuta LM, Cury JA. Effect of APF gel application time on enamel demineralization and fluoride uptake in situ. Braz Dent J. 2009;20(1):37-41.

22. Calvo AF, Tabchoury CP, Del Bel Cury AA, Tenuta LM, da Silva WJ, Cury JA. Effect of acidulated phosphate fluoride gel application time on enamel demineralization of deciduous and permanent teeth. Caries Res. 2012;46(1):31-7.

23. Fernández CE, Tenuta LM, Zárate P, Cury JA. Insoluble NaF in Duraphat® may prolong fluoride reactivity of varnish retained on dental surfaces. Braz Dent J. 2014;25(2):160-4.

24. Cury JA. Uso do flúor e controle da cárie como doença. In: Baratieri LN. Odontologia restauradora: fundamentos e possibilidades. 2. ed. São Paulo: Santos; 2001.

25. Benelli EM, Serra MC, Rodrigues AL Jr, Cury JA. In situ anticariogenic potential of glass ionomer cement. Caries Res. 1993;27(4):280-4.

26. Tenuta LM, Ribeiro CC, Gonçalves NC, Del Bel Cury AA, Aires CP, Tengan C, et al. The short-term in situ model to evaluate the anticariogenic potential of ionomeric materials. J Dent. 2005;33(6):491-7.

27. Hara AT, Turssi CP, Ando M, González-Cabezas C, Zero DT, Rodrigues AL Jr, et al. Influence of fluoride-releasing restorative material on root dentine secondary caries in situ. Caries Res. 2006;40(5):435-9.

28. Paes Leme AF, Dalcico R, Tabchoury CP, Del Bel Cury AA, Rosalen PL, Cury JA. In situ effect of frequent sucrose exposure on enamel demineralization and on plaque composition after APF application and F dentifrice use. J Dent Res. 2004;83(1):71-5.

29. Marinho VC, Higgins JP, Sheiham A, Logan S. Combinations of topical fluoride (toothpastes, mouthrinses, gels, varnishes) versus single topical fluoride for preventing dental caries in children and adolescents. Cochrane Database Syst Rev. 2004;(1):CD002781.

30. Benson PE, Parkin N, Millett DT, Dyer FE, Vine S, Shah A. Fluorides for the prevention of white spots on teeth during fixed brace treatment. Cochrane Database Syst Rev. 2004;(3):CD003809.

31. Fure S, Gahnberg L, Birkhed D. A comparison of four home-care fluoride programs on the caries incidence in the elderly. Gerodontology. 1998;15(2):51-60.

32. Vale GC, Tabchoury CP, Del Bel Cury AA, Tenuta LM, ten Cate JM, Cury JA. APF and dentifrice effect on root dentin demineralization and biofilm. J Dent Res. 2011;90(1):77-81.

Leituras recomendadas relacionadas às Atividades práticas

Catani DB, Amaral RC do, Oliveira C de, Souza M da LR de, Cury JA. Dez anos de acompanhamento do heterocontrole da fluoretação da água feito por municípios brasileiros, Brasil, 1996-2006. RGO. 2008;56:151-5.

Cury JA, Oliveira MJL, Martins CC, Tenuta LMA, Paiva SM. Available fluoride in toothpastes used by Brazilian children. Braz Dent J. 2010;21:396-400.

Falcão A, Tenuta LMA, Cury JA. Fluoride gastrointestinal absorption from Na2FPO3/CaCO3- and NaF/SiO2-based toothpastes. Caries Res. 2013;47:226-33.

Martins CC, Paiva SM, Cury JA. Effect of discontinuation of fluoride intake from water and toothpaste on urinary excretion in young children. Int J Environ Res Public Health. 2011;8(6):2132-41.

Rodrigues LKA, Dalcico R, Gomes VE, Zanin ICJ, Nascimento MM, Duarte S. Análise de flúor em enxaguatórios bucais encontrados no comércio brasileiro e o uso de eletrodo íon-específico. RPG Rev Pós Grad. 2002;9:142-8.

Roldi CR, Cury JA. Metabolismo do flúor após a ingestão de dentifrícios. Rev Gaúcha Odontol. 1986;34:425-7.

Sakata NY, Cury JA. Absorção de flúor e nofrotoxicidade após a aplicação tópica de gel. Rev APCD. 1987;41:57-9.

Serra MC, Cury JA. Cinética do flúor na saliva após o uso de dentifrício e bochecho fluoretados. Rev APCD. 1992;46:875-8.

Tabchoury CP, Pierobon CN, Cury JA. Concentration and bioavailability of fluoride in mouthrinses prepared in dispensing pharmacies. J Appl Oral Sci. 2005;13(1):41-6.

Villena RS, Borges DG, Cury JA. Avaliação da concentração de flúor em águas minerais comercializadas no Brasil. Rev Saúde Pública. 1996;30:512-8.

Leituras recomendadas

American Dental Association Council on Scientific Affairs. Fluoride toothpaste use for young children. J Am Dent Assoc. 2014;145(2):190-1.

Cury JA, Tenuta LM. How to maintain a cariostatic fluoride concentration in the oral environment. Adv Dent Res. 2008;20(1):13-6.

Fejerskov O, Cury JA, Tenuta LM, Marinho VC. Fluorides in caries control. In: Fejerskov O, Nyvad B, Kidd EAM, editors. Dental caries: the disease and its clinical management. 3rd ed. Oxford: Blackwell; 2015. Cap. 14.

Marinho VC, Higgins JP, Sheiham A, Logan S. Fluoride toothpastes for preventing dental caries in children and adolescents. Cochrane Database Syst Rev. 2003;(1):CD002278.

McDonagh MS, Whiting PF, Wilson PM, Sutton AJ, Chestnutt I, Cooper J, et al. Systematic review of water fluoridation. BMJ. 2000;321(7265):855-9.

CAPÍTULO 7 – METABOLISMO E TOXICIDADE DO FLUORETO

Referências

1. Whitford GM. The metabolism and toxicity of fluoride. Monogr Oral Sci. 1996;16 Rev 2:1-153.

2. Rosalen PL, Cury JA. Estudo in vitro dos efeitos de antiácido na farmacocinética e reatividade do fluoreto com o esmalte dental humano após aplicação tópica de flúor em gel. Braz Oral Res. 1992;9:5-11.

3. Cury JA, Tenuta LM. Intoxicação aguda por ingestão de flúor. In: Andrade EA, Ranali J. Emergência médicas em odontologia. 3. ed. São Paulo: Artes Médicas; 2011. Cap. 14.

4. Ekstrand J, Spak CJ, Vogel G. Pharmacokinetics of fluoride in man and its clinical relevance. J Dent Res. 1990;69 Spec No:550-5; discussion 556-7.

5. Cury JA, Del Fiol FS, Tenuta LM, Rosalen PL. Low-fluoride dentifrice and gastrointestinal fluoride absorption after meals. J Dent Res. 2005;84(12):1133-7.

6. Roldi CR, Cury JA. Metabolismo do flúor após a ingestão de dentifrícios. RGO. 1986;34(5):425-7.

7. Falcão A, Tenuta LM, Cury JA. Fluoride gastrointestinal absorption from Na2FPO3/CaCO3- and NaF/SiO2-based toothpastes. Caries Res. 2013;47(3):226-33.

8. Ekstrand J. Relationship between fluoride in the drinking water and the plasma fluoride concentration in man. Caries Res. 1978;12(3):123-7.

9. Ekstrand J. Fluoride metabolism. In: Fejerskov O, Ekstrand J, Burt B, editors. Fluoride in dentistry. 2nd ed. Copenhagen: Munksgaard, 1996.

10. Nobre dos Santos M, Cury JA. Dental plaque fluoride is lower after discontinuation of water fluoridation. Caries Res. 1988;22(5):316-7.

11. Cury JA. Dentifrícios fluoretados no Brasil. RGO (Porto Alegre). 1989;37(2):139-42.

12. Fejerskov O, Cury JA, Tenuta LM, Marinho V. Fluorides in caries control. In: Fejerskov O, Nyvad B, Kidd EAM, editors. Dental caries: the disease and its clinical management. 3rd ed. Oxford: Blackwell; 2015. p. 245-76.

13. Whitford GM, Reynolds KE, Pashley DH. Acute fluoride toxicity: influence of metabolic alkalosis. Toxicol Appl Pharmacol. 1979;50(1):31-9.

14. Ekstrand J, Spak CJ, Ehrnebo M. Renal clearance of fluoride in a steady state condition in man: influence of urinary flow and pH changes by diet. Acta Pharmacol Toxicol (Copenh). 1982;50(5):321-5.

15. Whitford GM. Determinants and mechanisms of enamel fluorosis. Ciba Found Symp. 1997;205:226-41; discussion 241-5.

16. Spak CJ, Sjöstedt S, Eleborg L, Veress B, Perbeck L, Ekstrand J. Studies of human gastric mucosa after application of 0.42% fluoride gel. J Dent Res. 1990;69(2):426-9.

17. Delbem AC, Carvalho LP, Morihisa RK, Cury JA. Effect of rinsing with water immediately after APF gel application on enamel demineralization in situ. Caries Res. 2005;39(3):258-60.

18. Bayless JM, Tinanoff N. Diagnosis and treatment of acute fluoride toxicity. J Am Dent Assoc. 1985;110(2):209-11.

19. Näsman P, Ekstrand J, Granath F, Ekbom A, Fored CM. Estimated drinking water fluoride exposure and risk of hip fracture: a cohort study. J Dent Res. 2013;92(11):1029-34.

20. Levy SM, Warren JJ, Phipps K, Letuchy E, Broffitt B, Eichenberger-Gilmore J, et al. Effects of life-long fluoride intake on bone measures of adolescents: a prospective cohort study. J Dent Res. 2014;93(4):353-9.

21. Qin X, Wang S, Yu M, Zhang L, Li X, Zuo Z, et al. Child skeletal fluorosis from indoor burning of coal in southwestern China. J Environ Public Health. 2009;2009(969764):1-7.

22. Fan Z, Gao Y, Wang W, Gong H, Guo M, Zhao S, et al. Prevalence of brick tea-type fluorosis in the Tibet autonomous region. J Epidemiol. 2016;26(2):57-63.

23. Brasil. Ministério da Saúde. SB Brasil 2010: pesquisa nacional de saúde bucal: resultados principais. Brasília: Ministério da Saúde, 2011.

24. Chankanka O, Levy SM, Warren JJ, Chalmers JM. A literature review of aesthetic perceptions of dental fluorosis and relationships with psychosocial aspects/oral health-related quality of life. Community Dent Oral Epidemiol. 2010;38(2):97-109.

25. Do LG, Spencer A. Oral health-related quality of life of children by dental caries and fluorosis experience. J Public Health Dent. 2007;67(3):132-9.

26. Do LG, Ha DH, Spencer AJ. Natural history and long-term impact of dental fluorosis: a prospective cohot study. Med J Aust. 2016;204(1):25.

27. Bårdsen A. "Risk periods" associated with the development of dental fluorosis in maxillary permanent central incisors: a meta-analysis. Acta Odontol Scand. 1999;57(5):247-56.

28. Catani DB, Hugo FN, Cypriano S, Sousa Mda L, Cury JA. [Relationship between fluoride levels in the public water supply and dental fluorosis]. Rev Saude Publica. 2007;41(5):732-9.

29. Burt BA. The changing patterns of systemic fluoride intake. J Dent Res. 1992;71(5):1228-37.

30. Martins CC, Paiva SM, Lima-Arsati YB, Ramos-Jorge ML, Cury JA. Prospective study of the association between fluoride intake and dental fluorosis in permanent teeth. Caries Res. 2008;42(2):125-33.

31. Paiva SM, Lima YB, Cury JA. Fluoride intake by Brazilian children from two communities with fluoridated water. Community Dent Oral Epidemiol. 2003;31(3):184-91.

32. Fejerskov O, Baelum V, Richards A. Dose-response and dental fluorosis. In: Fejerskov O, Ekstrand J, Burt B, editors. Fluoride in dentistry. 2nd ed. Copenhagen: Munksgaard, 1996. p. 153-66.

33. McDonagh MS, Whiting PF, Wilson PM, Sutton AJ, Chestnutt I, Cooper J, et al. Systematic review of water fluoridation. BMJ. 2000;321(7265):855-9.

34. Iheozor-Ejiofor Z, Worthington HV, Walsh T, O'Malley L, Clarkson JE, Macey R, et al. Water fluoridation for the prevention of dental caries. Cochrane Database Syst Rev. 2015;(6):CD010856.

35. Marinho VC, Higgins JP, Sheiham A, Logan S. Fluoride toothpastes for preventing dental caries in children and adolescents. Cochrane Database Syst Rev. 2003;(1):CD002278.

36. Santos AP, Oliveira BH, Nadanovsky P. Effects of low and standard fluoride toothpastes on caries and fluorosis: systematic review and meta-analysis. Caries Res. 2013;47(5):382-90.

37. Walsh T, Worthington HV, Glenny AM, Appelbe P, Marinho VC, Shi X. Fluoride toothpastes of different concentrations for preventing dental caries in children and adolescents. Cochrane Database Syst Rev. 2010;(1):CD007868.

38. Santos AP, Nadanovsky P, Oliveira BH. A systematic review and meta-analysis of the effects of fluoride toothpastes on the prevention of dental caries in the primary dentition of preschool children. Community Dent Oral Epidemiol. 2013;41(1):1-12.

39. WHO Expert Committee on Oral Health Status and Fluoride Use. Fluorides and oral health: report of a WHO Expert Committee on Oral Health Status and Fluoride Use. Geneva: World Health Organization; 1994.

40. Associação Brasileira de Odontopediatria. Creme dental infantil com flúor. [S. l.: Associação Brasileira de Odontopediatria; 2009, capturado em 25 mar 2017]. Disponível em: http://www.abodontopediatria.org.br/Creme_Dental_Infantil_fluor_abo_odontopediatria_.pdf.

41. Clark MB, Slayton RL, Section on Oral Health. Fluoride use in caries prevention in the primary care setting. Pediatrics. 2014;134(3):626-33.

42. Policy on use of fluoride. Pediatr Dent. 2016;38(6):45-6.

Leituras recomendadas

Ekstrand J, Hardell LI, Spak CJ. Fluoride balance studies on infants in a 1-ppm-water-fluoride area. Caries Res. 1984;18(1):87-92.

Singh A, Jolly SS. Chronic toxic effects on the skeletal system. In: World Health Organization. Fluorides and human health. Geneva: WHO; 1970. p. 238-49. Monograph Series no. 59.

Sjögren K, Ekstrand J, Birkhed D. Effect of water rinsing after toothbrushing on fluoride ingestion and absorption. Caries Res. 1994;28(6):455-9.

Whelton HP, Ketley CE, McSweeney F, O'Mullane DM. A review of fluorosis in the European Union: prevalence, risk factors and aesthetic issues. Community Dent Oral Epidemiol. 2004;32 Suppl 1:9-18.

Zamataro CB, Tenuta LM, Cury JA. Low-fluoride dentifrice and the effect of post-brushing rinsing on fluoride availability in saliva. Eur Arch Paediatr Dent. 2008;9(2):90-3.